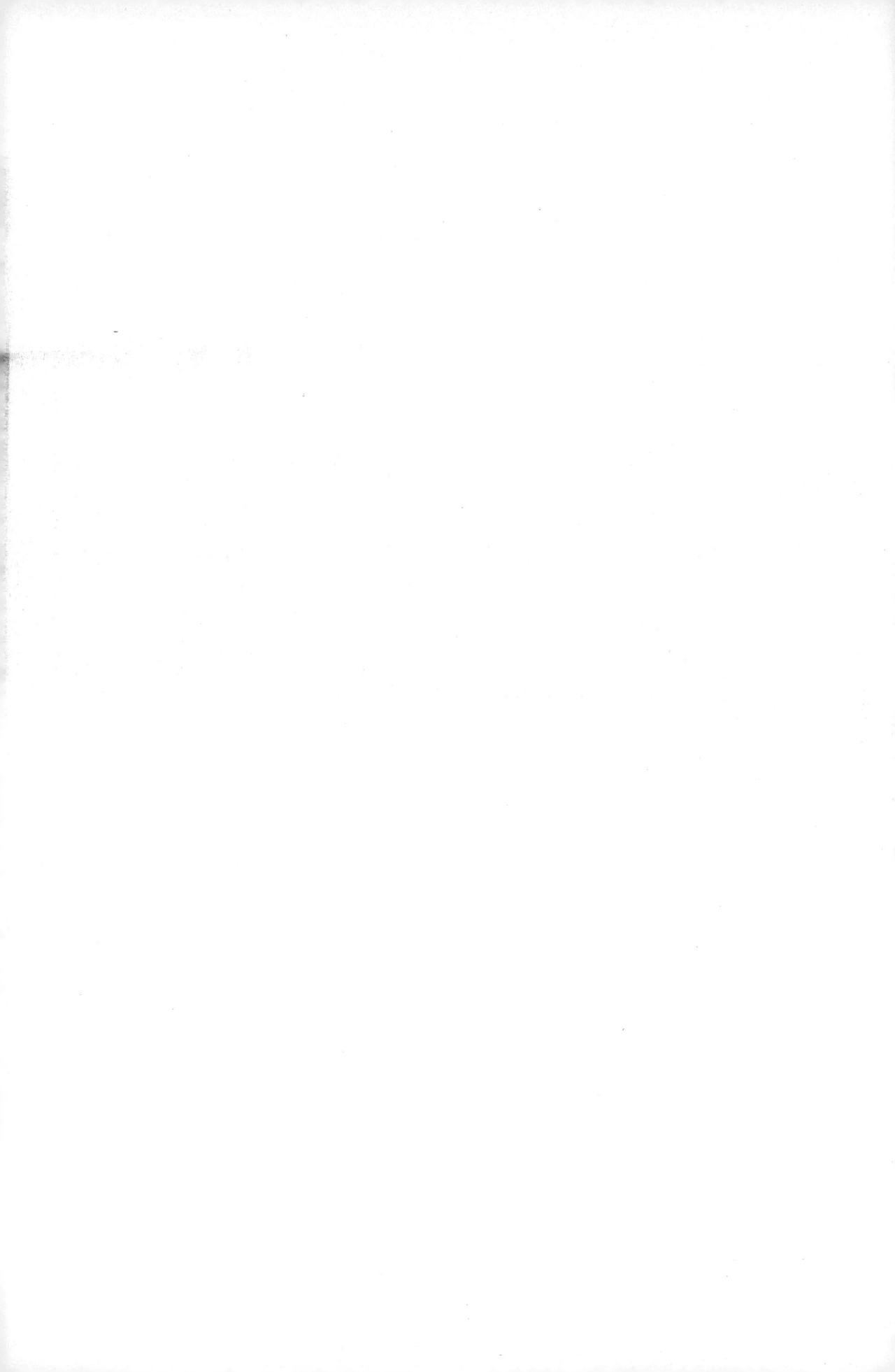

浊毒理论临床经验实录丛书

李佃贵

慢性胃炎浊毒论

李佃贵◎主编

全国百佳图书出版单位

中国中医药出版社

图书在版编目（CIP）数据

慢性胃炎浊毒论 / 李佃贵主编 . —2 版 . —北京：中国中医药出版社，2021.1（2024.1 重印）
李佃贵浊毒理论临床经验实录丛书
ISBN 978 – 7 – 5132 – 6560 – 7

Ⅰ . ①慢…　　Ⅱ . ①李…　　Ⅲ . ①慢性病—胃炎—解毒　　Ⅳ . ① R259.733

中国版本图书馆 CIP 数据核字（2020）第 243500 号

中国中医药出版社出版

北京经济技术开发区科创十三街 31 号院二区 8 号楼
邮政编码　100176
传真　010-64405721
河北品睿印刷有限公司印刷
各地新华书店经销

开本 787×1092　1/16　印张 10.75　字数 197 千字
2021 年 1 月第 2 版　2024 年 1 月第 2 次印刷
书号　ISBN 978 – 7 – 5132 – 6560 – 7

定价　59.00 元
网址　www.cptcm.com

服 务 热 线　010-64405510
购 书 热 线　010-89535836
维 权 打 假　010-64405753

微信服务号　zgzyycbs
微商城网址　https://kdt.im/LIdUGr
官 方 微 博　http://e.weibo.com/cptcm
天猫旗舰店网址　https://zgzyycbs.tmall.com

如有印装质量问题请与本社出版部联系（010-64405510）

《慢性胃炎浊毒论》
编委会

主　编　李佃贵

副主编　李　刚　孙润雪　王绍坡

编　委（按姓氏笔画排序）

王春浩　刘小发　吴佳欣　张明西

张金丽　张素钊　孟宪鑫　娄莹莹

徐伟超　崔建从　董笑一　靳红燕

作者简介

李佃贵，教授、主任医师，博士生导师。全国劳动模范，第三届国医大师，全国首届中医药高校教学名师，全国著名脾胃病专家，河北省首届十二大名中医。享受国务院政府特殊津贴，全国第三、四、五、六批老中医药专家学术经验继承工作指导老师，河北省省管优秀专家，河北省突出贡献专家。河北省第六、七、八、十届政协委员，第九届人大代表。科技部科技评审专家，教育部高校设置委员会评审专家。中央电视台《中华医药》《健康之路》特邀专家。

李老曾任河北医科大学党委副书记、副校长（正校级），兼河北省中医院院长、河北省中医药研究院院长，现任河北省中医院名誉院长、河北省胃肠病研究所所长、国家卫生健康委员会临床重点专科（脾胃病科）主任，国家中医药管理局浊毒证（慢性胃炎）重点研究室主任，国家中医药管理局重点专科（脾胃病科）、重点学科（中医脾胃病学）主任。担任中华中医药学会常务理事兼李时珍研究分会名誉主任委员、脾胃病分会副主任委员，中国中西医结合学会理事，河北省中西医结合学会会长，河北省中医药文化交流协会会长，河北省中医学会副会长，河北省医学会副会长，河北省医师协会顾问等20余个国家级、省级学术团体职务，并担任10余个国家级、省级杂志社总编、主编、副主编、编委等职务。

从事脾胃病临床、教学、科研工作50余年，首创中医浊毒学说，在治疗萎缩性胃炎等脾胃病方面取得了突破性进展，为防治癌前期病变提供了一套有效的思路和方法。发表核心期刊论文200余篇，著有30余部学术专著，主编《中医学》《中医内科学》《中西医结合内科学》等11部大中专院校教材。承担20余项国家级、省级自然科学基金以及省科技厅等科研项目，并获得省部级科技进步奖10项，市厅级一等奖、二等奖共18项。

路志正序

医之为道，肇于千载。昔在远古，伏羲制九针，神农尝百草，黄帝创医论，而并为医之祖也。及至战国，扁鹊创四诊，《本草》继出，为万世立法；仲景"勤求古训，博采众方"而著《伤寒》，开理法方药之先河。晋唐七百年，儒、道、释三教渐浸岐黄，以厚其根基。宋元四百年，理学渐涉长篇，以繁其枝叶，刘、张、李、朱各执牛耳，百家争鸣，精彩纷呈。明清五百年，温病理法日趋系统，国医之道，始臻完备。及至民国，张君锡纯等辈学贯中西，理有心意。

纵观历代医家之论，均有其社会、自然之背景，如仲景之岁，伤寒肆虐，乃有《伤寒论》；完素之时，火症流行，乃立寒凉说；东垣之时，百姓颠沛流离，脾胃虚弱，乃立补土说；丹溪之时，世人皆尚《局方》，喜用温燥，乃立养阴说……可见学术之发展，皆应因时制宜，以应时代之需！

当今之世，生态环境恶化，人们起居饮食多悖养生之道，遂致浊毒泛滥，充斥人体内外。李君佃贵业医五十年，常以振兴中医为己任，精研勤学，学验俱丰。在查阅大量文献和多年临床经验的基础上，首倡"浊毒学说"，并将其验之于临床，不仅对慢性萎缩性胃炎伴肠上皮化生和/或不典型增生等胃癌前病变的治疗有指导作用，而且用于指导他科多种疾病的诊疗也取得了满意的效果。本系列丛书的编写，正是"浊毒学说"在多学科、多病种的诊疗中具有指导意义的生动体现和真实记录。但愿此丛书对广大中医临床工作者有所裨益，成为参考医籍。

燕赵大地是中华医药的重要发祥地之一，历朝各代名医辈出，曾为中医药事业的发展做出过积极贡献。今李君佃贵，精研仁术，比肩先贤，继承发扬创新学说，诚可谓当今时代之先行者也。大作将成，欣然为之序！

廉州医翁

路志正

二〇一九年六月

1

序言作者：路志正，首届国医大师，国家级非物质文化遗产传统医药项目代表性传承人。全国政协委员，卫生部药品评审委员会委员，国家中药品种保护评审委员会顾问，北京中医药大学名誉教授。

王永炎序

中医学自诞生之日，即以创新为任。古之神农尽尝百草，创中药之先。华佗立疮科，组麻沸散剂，剔骨疗疾，创中医外科之先。今逢盛世中国，中医复兴之路即于足下。幸党和政府对中医药学事业扶持力度日益加大，以及业界同仁自身的努力，中医药事业有了长足的进步与发展。一些新理论、新观点和新技术应运而生，不断充实和完善了中医药学体系，而浊毒理论便是其中的代表之一。

任何一种学术思想的形成都有其深刻的社会自然因素。如刘河间行医时，正值火症大疫流行之际，所以他提出"五运六气有所更，世态居民有所变，天以常火，人以常动，内外皆扰"，理论结合实践，以火热立论，力挽时弊。而李东垣行医之时，正是金元之交，战乱频仍，饥困劳役，人们怒忿悲思恐惧，损伤元气，所以脾胃受困，内伤之病尤多，故而产生了内伤脾胃学说。由此可见，任何一门科学必须随着时代的发展而不断完善，才能适应时代的需要。

一百多年来，随着生态环境的不断恶化和人们生活方式的改变，人类的疾病谱发生了深刻变革，"浊毒"物质充斥全球每个角落以及人的机体之中，它们都不同程度地对人体造成损害。浊毒理论依照天人合一的整体观念分别称为"天之浊毒""地之浊毒""人之浊毒"，更深刻、直接地揭示疾病的病因和疾病发展的内在规律，与现代病因学接轨，深入了解浊毒病邪的致病规律，将传统中医学的预防原则和现代预防医学的具体措施结合为一个整体，对预防疾病的发生和阻止疾病的发展有重要的指导作用。

毒之为毒，其义甚广，其害甚深，这既是一个具有物质属性的概念，又是一个具有病理属性的概念，古之典籍论述毒者甚多，如风毒、火毒、湿毒、痰毒、瘀毒等50余种，而独不见"浊毒"一词。其实浊毒证作为中医临床的一种证候表现，自古有之，但缺乏系统的研究。李佃贵教授是我国著名的脾胃病专家，在治疗慢性萎缩性胃炎及其癌前病变方面疗效显著，依据多年临床经验，结合古代典籍的经典论述和现代疾病谱的深刻变化，提出了浊毒理论。虽然仍有一些需要完善的地方，但瑕不掩瑜。由于其在指导中医临床多学科、多病种的治疗中具有显著疗效，所以值得我们去深入地研究和探讨。

幽幽燕赵，名医辈出，且不乏改革创新之先行者，伏羲神参日月，创八卦而明阴阳，黄帝明堂问道，著《灵》《素》而明医论；扁鹊负笈行医，述《难经》而统四诊；及至金元，张元素明脏腑而创易水派，刘完素重火热而创寒凉派，李东垣善调脾胃而创补土派；清代，王清任勇于实践，将活血化瘀扩而广之；到了近代，张锡纯学贯中西，开中西汇通之先河。诚望李佃贵教授能精研仁术，比肩先贤，而为新时代之创新先行者。

佳作已成，幸即付梓，邀余为序，有感编委会同仁的信任与鼓励，乐为之，以共勉。

王永炎

二〇一九年九月

序言作者：王永炎，中央文史研究馆馆员，中国工程院院士，中国中医科学院名誉院长、中国中医科学院中医临床基础医学研究所所长，国务院学位委员会中医学、中药学学科评议组召集人，国务院学位委员会委员，中国药典委员会委员。

张大宁序

欣闻《李佃贵浊毒理论临床经验实录丛书》即将出版，甚为愉悦。我与李佃贵教授相识已有30余年，其间经常互通书话。作为一名中医工作者，他既妙手仁心，躬身临床，普救含灵之苦；又善于钻研，勤求博采，首创中医"浊毒学说"，充实了中医理论，为临床一些疑难杂症的诊疗开辟了新的思路和方法！

纵观中医历代各家，每一种学术思想的形成都有其深刻的社会自然因素。如仲景之时，社会动荡，瘟疫流行，遂创六经辨证，开辨证论治之先河。河间之时，火症流行，遂以火热立论，力挽时弊；东垣之时，战乱频仍，饥困劳役，内伤脾胃，乃有补土一派；子和之攻下，丹溪之滋阴莫不如此。由此可见，任何一门科学必须随着时代的发展而不断完善，才能适应时代的需要。

近年来，人们生活方式发生了很大变化，生态环境也曾一度持续恶化，"浊毒"物质充斥于人体内外，它们都不同程度地对人体造成损害，使得我国居民的疾病谱发生了深刻变化。"浊毒学说"试图能更深刻、直接地揭示疾病的病因和疾病发展的内在规律，将传统中医学的预防原则和现代预防医学的具体措施结合为一个整体，从而指导中医临床。虽然仍有一些需要完善的地方，但瑕不掩瑜，由于其在指导中医临床多学科、多病种的治疗中有显著疗效，所以值得我们去深入地研究和探讨。

本书总以"浊毒学说"贯其始终，重点突出，特色鲜明。既溯源探流，深入挖掘历史理论渊源，具有传承性；又系统详尽地阐述了"浊毒学说"这一中医新理论的核心内容，具有创新性；既旁征博引，兼采中西医相关之精华，具有权威性；又紧贴临床，注重实效，具有实用性。其书可作为中医临床工作者的有益参考。

实践是检验真理的唯一标准，对于医学而言，疗效是检验医学理论正确与否的唯一标准。李佃贵教授的"浊毒学说"来源于临床实践，又在临床实践中得以验证。衷心希望"浊毒学说"能够继续在临床中不断地完善和发展，为中国乃至世界人民的健康事业做出更大的贡献。

张大宁

二〇一九年七月

序言作者：张大宁，国际欧亚科学院院士，中央文史研究馆馆员，国医大师，优秀中央保健医生。全国政协常委、中国农工民主党中央副主席。中国科学院发现的8311号小行星命名为"张大宁星"，是我国第一颗以医学家名字命名的小行星。

孙光荣序

中医药学源远流长，传至今日虽历经波折，但由于疗效显著，仍彰显着顽强的生命力。继承创新，是中医人义不容辞的责任。而要继承创新，既要志存高远，又要医技精湛；既要善于继承，又要勇于创新。志存高远而医技不精，则好高骛远，于事无益；医技精湛而胸无大志，则安于现状，难成大业。继承而不创新，则继承必成枯藤老树；创新而不继承，则创新必成无源之水。唯有继承创新，才能"切实把中医药这一祖先留给我们的宝贵财富继承好、发展好、利用好"。

中医诊疗总则是扶正祛邪、标本兼治、平衡阴阳，使人体渐至"中和"，然其关键在于审证求因。中医药学传统所识之病因有外因"风、寒、暑、湿、燥、火"，内因"喜、怒、忧、思、悲、恐、惊"，不内外因"饮食、劳倦、虫兽、外力所伤"。近现代中医已将病邪产物痰、瘀列入病因，此乃一大发展。

李佃贵教授业医50余年，常以振兴中医为己任，精研勤学，学验俱丰，在精研大量文献和临床的基础上，在中医病因学说上大力创新，首创"浊毒学说"。他以"浊毒学说"指导临床，在治疗慢性萎缩性胃炎伴肠上皮化生和/或不典型增生等胃癌前病变方面，疗效显著，打破了多年来"胃癌前病变不能逆转"的理论束缚，为中医药治疗本病及其他许多疑难杂症开辟了一条新的思路。

"浊毒"一词，古代医典未见记载，然其始动因素"浊"却早在《内经》时代已广泛应用。浊有生理之"浊"，有病理之"浊"，"浊毒"当为病理"浊"之甚者，既是致病因素，又是病理产物，通过化浊解毒，可使人体邪去正安，阴平阳秘，达到"中和"状态。深刻研究"浊毒"的病因病机、治则方药，对于中医临床科研工作都将产生重要的作用。

张锡纯曰："夫事贵师古者，非以古人之规矩、准绳限我也，惟借以沦我性灵，益我神智。迫至性灵神智，洋溢活泼，又贵举古人之规矩、准绳而扩充之、变化之、引伸触长之，使古人可作，应叹为后生可畏。凡天下事皆宜然，而医学何独不然哉！"今日之中医，贵在善于继承创新。"浊毒"学说，虽未臻至善，但其创立则予人深刻启迪。

《李佃贵浊毒理论临床经验实录丛书》即将付梓，是为之序。

孙光荣

二〇一九年七月

序言作者：孙光荣，国医大师，北京中医药大学中医药文化研究院院长，国家中医药管理局改革发展专家咨询委员会委员、中医药文化建设与科学普及专家委员会委员、中医药继续教育委员会委员。

吴以岭序

中医药文化源远流长，中医理论博大精深，学说纷呈，流派林立，民族文化的百家争鸣创春秋战国之文化盛世，中医药植根于中华文化，是中华文化重要的组成部分，也是历代医家在学习总结先贤理论和经验的基础上，经过长期的临床实践，在不断发现、总结和提高中，逐步发展完善的，而历代医家的学术思想，又无一不是经过争论、争鸣，最终结出的果实。

中医学理论的创新当溯本求源，古为今用，在充分继承的基础上进行创新。李佃贵教授勤求古训，师古而不拘，融汇新知，贯通中西，运用科学的辩证思维，将理论与实践紧密联系，创立"浊毒学说"。临证以浊毒立论，从浊毒论治，收到奇效，以显著的疗效更好地诠释、求证了前贤的理论，寓创新以继承，充分阐释了前人之未具。中国工程院院士王永炎也曾给予高度评价——浊毒学说是当代河北中医学理论创新的典范。

李佃贵教授是当代燕赵名医的杰出代表，现为河北省十二大名中医之一，在以李佃贵教授为首的学术团队的共同努力下，近几年来"浊毒学说"的研究取得了诸多成就，培养了一大批博士、硕士、全国和省级优秀临床人才，具备了完善的人才梯队，为浊毒证研究乃至中医学事业储备了丰富的人才。国家中医药管理局批准建立了浊毒证（慢性胃炎）重点研究室，河北省中医院脾胃病科又以浊毒证研究为基础，先后成功申报了国家临床重点专科，国家中医药管理局重点学科、重点专科，河北省科技厅重点实验室，河北省中医药管理局慢性肝病浊毒证重点研究室、溃疡性结肠炎浊毒证重点研究室等，为浊毒证研究搭建了医、教、研"三位一体"的水平更高、辐射面更广的学术平台。

近年来，浊毒相关理论在全国各地医家论述颇丰，然只有李佃贵教授系统、完整地阐述了浊毒理论并创造性地提出"浊毒学说"，这也证实了"浊毒学说"符合现代中医学理论的发展要求。在不断的临床实践中，李佃贵教授不仅将浊毒理论应用于慢性胃炎、肠上皮化生、异型增生等胃癌前病变，以及慢性肝病、肝硬化、溃疡性结肠炎等消化系统疾病，还应用于多系统疾病，在一些疑难疾病诊治方面也崭露头角，因此，他提出了"浊毒在脑""浊毒在骨""浊毒在肾"等一系列学说，大大丰富了浊毒理论的临床治疗范围。

《李佃贵浊毒理论临床经验实录丛书》是李佃贵教授在熟谙经典，勤于临证，发皇古义的基础上，组织团队对中医学理论深入挖掘、系统整理并结合现代医学理论编纂的一部力作。本丛书从古代文献溯源浊毒的概念、病因、病机，探讨其历史演变过程，以及在临床各科的应用，系统总结并初步构建了浊毒理论的学术体系，具有较高的学术价值和学术地位。本丛书进一步丰富了浊毒证的临床范围，拓展了"浊毒学说"的使用范畴，并将浊毒理论应用于消化系统疾病、肾脏疾病、代谢疾病等临床常见疑难病症的辨证论治中，极大地提高了临床疗效。因此，"浊毒学说"对疑难疾病的防治具有重要的指导意义。

《李佃贵浊毒理论临床经验实录丛书》的出版，标志着"浊毒学说"又迈向了一个新的高度，该丛书的出版进一步完善了浊毒理论体系，同时对更好地继承中医学理论、推动中医学理论的创新和发展起到重要的启迪作用。故欣然为之序！

吴以岭

二〇一九年六月

序言作者：吴以岭，中国工程院院士。中医络病学学科创立者。国家"973"计划项目首席科学家，络病研究与创新中药国家重点实验室主任，中国中西医结合学会副会长、中华中医药学会副会长。

自序

  "浊毒学说"是近年来提出的一个创新的中医病因病机学说，是研究和阐述浊毒的生成、病理变化、发病特点、演变规律、诊断及治疗方法的学术理论。浊毒，既是一种对人体脏腑经络及气血阴阳均能造成严重损害的致病因素，也是代谢产物蕴积体内而化生的病理产物。浊毒致病广泛见于多种内伤疑难疾病和外感重症中，而"浊毒学说"从临床实践出发，对于丰富扩展中医对多种疑难疾病的认识，提高各科疾病的临床疗效，具有独特的创新学术价值和临床指导意义。

  创新理论的形成，并非无源之水，皆是在继承的基础上进一步发展的。"浊毒学说"的形成也正是遵循了这一规律，经历了各个时代众多医家的不同认识，不断探索、发展直至完善的过程。具体来说，"浊毒学说"萌芽于先秦，雏形于汉唐，形成于明清，发展于当代。"浊毒"，是我们在50余年临床耕耘中，从近20 000份门诊病历中，结合现代生活饮食结构改变、人们工作压力加大、生态环境污染等现代因素对人体影响的特点凝练提出的。它不仅是名词的创新，而且具有丰富和特定的内涵，是中医学术体系中的重要组成部分。本丛书的出版更为"浊毒学说"奠定了一定的学术和理论基础。

  近年来，在对"浊毒学说"的研究中，国家和河北省中医药管理局等中医管理部门高度重视，路志正教授、王永炎教授、张大宁教授、孙光荣教授、吴以岭教授、陆广莘教授、李士懋教授和很多专家学者，在不同时间、不同场合都给予了充分肯定，提出了颇多具有建设性意义的指导意见，为浊毒证研究注入了强劲的动力。依托浊毒理论研究，我们申请建立了国家临床重点专科（中医脾胃病科）、国家中医药管理局浊毒证（慢性胃炎）重点研究室、国家中医药管理局重点学科（中医脾胃病学）、国家中医药管理局重点专科（中医脾胃病科）、李佃贵全国名老中医药专家传承工作室、河北省科技厅浊毒证实验室、河北省中医药管理局浊毒证（慢性肝病、溃疡性结肠炎）重点研究室。研究方向设置合理，中医特色突出，学术团队梯队均衡，科研实验条件和基础设施完备。这些硬件设备的完善为"浊毒学说"的研究提供了广泛而高层次的医疗、教学、科研、预防"四位一体"的开放性平台。

　　《李佃贵浊毒理论临床经验实录丛书》是继《中医浊毒论》后，我们多年来有关"浊毒学说"的一些认识与思考，经验与体会。希望本丛书出版以后，可以起到"抛砖引玉"的作用。可供致力于或关注"浊毒学说"工作的中医及中西医临床、科研、教学人员阅读，中西医高等医学院校研究生和在校学生学习、参考。

　　本丛书在编写过程中，得到了许多专家和学者的关怀和指导，中国工程院王永炎院士、国医大师路志正教授、张大宁教授、孙光荣教授，中国工程院吴以岭院士，对编写体例和内容提出了众多颇有指导性的意见，对提高本书质量有很大帮助，我们在此一并致以衷心的感谢！向一直关心和支持我们工作的国家中医药管理局、中华中医药学会、中国中医药出版社、河北省中医药管理局、河北中医学院、河北省中医院领导表示最诚挚的谢意！

　　由于缺少编写经验，作者水平、能力有限，不妥之处，在所难免。在此，恳请各位读者给予批评、指正，以便今后加以修改和补充，使"浊毒学说"不断完善和发展，为广大患者谋求更大的福利。

李佃贵

二〇一九年七月

目录

第一章　浊毒学说概述

第一节　浊毒的定义

"浊"和"毒"作为中医的基本术语，可追溯至《黄帝内经》时代甚至更早，但是将"浊""毒"合而称之，并对其进行深入系统的研究，却是20世纪后期中医界的一个创新。浊毒学说作为一门新兴的中医理论，以天人合一的中医整体思维方式来探究当代生态环境及人体自身饮食、情志和生活方式的改变对人体健康的影响，有其深刻的内涵和广泛的外延，已经被越来越多的专家、学者认可，如国医大师路志正和陆广莘等就是其中的代表人物。据不完全统计，目前与浊毒相关的科研论文达万余篇，涉及中医教学、科研和临床等多个方面、多个层次，对浊毒理论的研究可谓如月之恒、如日之升。然而，浊毒作为一个新兴的中医学术语，其概念尚缺乏统一的认识，因此，科学界对浊毒的定义就显得尤为重要。

我们认为，浊毒作为一个中医学术语，其含义有广义和狭义之分。广义的浊毒泛指一切对人体有害的不洁物质；而狭义的浊毒是指由于湿浊、谷浊久蕴化热而成的可对脏腑气血造成严重损害的黏腻秽浊之物。

一、广义的浊毒

浊毒学说将充斥于天地之间以及人体之内的浊毒分别称为天之浊毒、地之浊毒和人之浊毒。浊毒病邪胶结作用于人体，导致人体细胞、组织和器官的浊化，即致病过程；浊化的结果导致细胞、组织和器官的浊变，即形态结构的改变，包括现代病理学中的肥大、增生、萎缩、化生和癌变，以及炎症、变性、凋亡和坏死等变化。浊变的结果是毒害细胞、组织和器官，使之代谢和功能失常，乃至功能衰竭。

1. 天之浊毒　《灵枢·岁露论》曰："人与天地相参也，与日月相应也。"人类生活在自然界，自然界有着人类赖以生存的必要条件。人体生命活动受自然规律的支配和约束，天地大自然的各种变化时时影响着人的功能活动。传统中医认为，自然界风、

1

寒、暑、湿、燥、火六气太过成为"六淫"，或非其时而有其气形成的自然灾害，均可影响脏腑气血功能而致疾病发生。近代随着生态环境的不断恶化，外感六淫已经无法涵盖外在的致病因素，所谓天之浊毒，除包括传统的六淫之外，还包括以下因素：

（1）空气中污染物：包括悬浮颗粒物、飘尘、二氧化硫、一氧化碳、碳氢化物、氮氧化物、碳烟等。这些物质不仅是引发、加重人类呼吸系统疾病的重要原因，还可直接产生或诱发多种其他系统疾病。

（2）大量的致病微生物：随着全球气候变暖，生态环境恶化，大量致病微生物生成繁殖，致使瘟疫频发。有研究表明，温暖的气候与瘟疫暴发之间有正相关性，因为湿润和温暖的气候条件更适合细菌、病毒的生存与传播；气候的剧烈变化还会导致人体抵抗力和免疫力下降。这些因素综合在一起，就会增加瘟疫流行的概率。

（3）噪声、电磁辐射、光辐射等：随着现代化、城市化进程的加快，各种噪声、电磁、辐射物质及光等无形的辐射增加，它们弥漫于空中，并且逐渐成为隐形的杀手。研究证实，长期遭受噪音干扰和电磁辐射会造成人体免疫力下降、新陈代谢紊乱，甚至导致各类癌症的发生。

2. 地之浊毒 《素问》曰："天食人以五气，地食人以五味。"人类的生存除了依赖"天之五气"之外，还离不开"地之五味"，地之浊毒主要是受污染的水和食物。水是一切生命赖以生存的基础，水污染使食物的质量安全难以得到保障。污染水中的重金属通过水、土壤，在植物的生长过程中逐步渗入，食用吸收了过量重金属元素的动植物会对人体产生危害。当水中含有的放射性物质较多时，如食入一些对放射性核素有很强富集作用的水产品如鱼类、贝类等，体内放射核素的含量可能显著增加，对人体造成损害。水中含有的有机污染物对食品安全影响更大。一些有机污染物的分子比较稳定，通过水的作用很容易在动、植物内部蓄积，损害人体健康。而农药化肥的滥用也是农作物污染的重要因素。这些被污染的水和食物首先经口进入人体的消化系统，损伤脾胃，使后天之本受损，变生浊毒，以致百病丛生。

3. 人之浊毒 《格致余论》曰："或因忧郁，或因厚味，或因无汗，或因补剂，气腾血沸，清化为浊。"由于人自身饮食结构、情志、生活方式的改变以及其他人为原因使人体内产生的有害物质，我们称为"人之浊毒"。

（1）情志不畅生浊毒：《素问·举痛论》曰："百病生于气也。"喜、怒、忧、思、悲、恐、惊原本是人对外部环境各种刺激所产生的正常的生理应答。但当外来的刺激突然、强烈或持久不除，使情志激动过度，超过了人体生理活动的调节范围，则可使人体气机失调，进一步导致脏腑功能紊乱，气血运行失常，津液水湿不化，痰浊瘀血内停，日久蕴化浊毒，以致百病丛生。另外，社会激烈的生存竞争及经济竞争，给许多人带来了前所未有的心理压力，升学、就业、下岗、医疗、养老等问题波及各个年龄段，使人们的情绪经常处于压抑、忧愁、思虑、焦虑之中，日久"神劳"，超过了人体生理活动的调节范围，则可使人体气机失调，进一步导致脏腑功能紊乱，气血运行失常，津液不化，浊毒内蕴，疾病由此而生。亚健康者即多为身心疾病的患者，多因情志所伤，如持续的情绪焦虑、愤怒、抑郁等，必将使机体神经、内分泌和免疫系统等产生一系列的变化，进而可发展成亚健康状态。这种亚健康状态便可理解为中医所定义的郁证，郁久则化生浊毒。

（2）饮食不节（洁）生浊毒：《素问·脏气法时论》指出："五谷为养，五果为助，五畜为益，五菜为充，气味合而服之，以补精益气。"这就要求我们以植物性食物为主，动物性食物为辅，并配合果、蔬，使饮食性味柔和，不偏不倚，以保证机体阴阳平衡，气血充沛。然而，随着人们生活水平的不断提高，传统的饮食习惯已被打破，过去偶尔食之的鸡、鸭、鱼肉等副食品已经成为普通百姓的日常饮食，高热量、高蛋白、高脂肪的"西式快餐"被国人奉为美味佳肴，强食过饮现象非常普遍。而过食肥甘厚味，则可使浊邪内生，正所谓"肥者令人内热，甘者令人中满"（《素问·奇病论》），"多食浓厚，则痰湿俱生"（《医方论·消导之剂》）。如今，高糖、高脂、多淀粉的饮食，使一些"富贵病"的发病率直线上升，以肥胖、"三高"、"三病"为主体的"代谢综合征"正在中国人生活中扩散。究其病因，多因"脂浊""血浊"等浊毒为害。另外，垃圾食品、污染食品泛滥，以及普遍存在的过度医疗、乱服药物现象，都使得人体脏腑受损，酿生浊毒。

（3）不良生活方式生浊毒：《素问·宝命全形论》指出："人以天地之气生，四时之法成。"人只有顺应自然气候的变化规律才能保持健康。但是随着各种现代化的生活设施不断地介入人类的生活，人们不必再"动作以避寒、阴居以避暑"，而是悠然地生活在人工营造的舒适环境之中。人们出入于乍热乍凉温度悬殊的环境里，使肌肤腠理汗孔骤开骤闭，卫外功能难以适应，久而久之，闭阻体内的浊气即可化为浊邪而致病。而过量或长期嗜烟酒更是祸害无穷。因为"酒之为物，气热而质湿"（《证治准绳·杂病·伤饮食》），"过饮……生痰动火"（《顾松园医镜·卷二·谷部》），故大量饮酒后多有头目不爽、倦怠乏力、口干口黏、舌苔厚腻等湿浊阻滞之象，而长期嗜酒者每见面垢多眵、食少脘闷、口干口苦、舌苔黄腻等湿热阻滞之证。"烟为辛热之魁"（《顾松园医镜·卷十一·虚劳》），即便少量吸烟，也会给身体带来不容忽视的危害。大量研究证明，吸烟可以导致冠状动脉痉挛，使血小板活性增加并凝聚成血栓。香烟燥热，极易损伤肺气肺阴，肺为水之上源，肺气肺阴受损，宣发和肃降失常，水液代谢失调，导致痰湿内生，故长期嗜烟者每多见咳嗽多痰等痰浊内蕴之象。而缺乏有效运动也是现代人普遍存在的现象，久而久之，会使人体气血不畅，代谢失调，变生浊毒，引起各种身心疾病。

二、狭义的浊毒

狭义的浊毒是浊毒学说现阶段研究的重点，其精髓在"浊"。在中医古代文献中浊有多种含义，既有生理之"浊"，又有病理之"浊"。生理之"浊"包括水谷精微的浓浊部分和排泄的污浊之物（包括呼出的废气和排出的矢气）。

病理之"浊"（即浊邪）在历代文献中的含义却不尽相同，归纳起来有以下几种含义。①类湿之邪：如《金匮要略·脏腑经络先后病脉证》曰"清邪居上，浊邪居下"。②小便混浊之证：即便浊。如《丹溪心法》中载"浊主湿热，有痰，有虚"。③精浊之证：如《证治准绳》"浊病在精道"等。④湿温之邪：清·叶天士《温热论》曰"湿与温合，蒸郁而蒙蔽于上，清窍为之壅塞，浊邪害清也"。⑤瘀血：如《血证论》曰"血在上则浊蔽而不明矣"。

而浊毒学说所研究的"浊"，又与上述之义不尽相同，它包括两个部分，即"湿浊"和"谷浊"，两种病理产物皆可酿化浊毒，分别称为湿浊毒和谷浊毒。

1. 湿浊毒　人体从饮食中摄入的水谷精微应细分为"水精微"和"谷精微"。相应地，饮食在人体内代谢失常所产生的病理产物也应分为"湿浊"和"谷浊"。湿浊是人体水液代谢失常所形成的病理产物的统称，包括水湿、痰饮等。关于水液在人体内的代谢过程，《黄帝内经》中有精辟论述，《素问·经脉别论》曰："饮入于胃，游溢精气，上输于脾，脾气散精，上归于肺，通调水道，下输膀胱，水精四布，五经并行。"水饮摄入人体后，经胃、小肠、大肠的消化吸收，脾脏的运化转输，上归于肺，通过肺气通调水道的作用，一方面把水液经肺气宣发、心脉运载而输布全身，调养脏腑腠理皮毛等各组织器官，一部分变成汗液排出体外，另一方面水液沿着水道，经肺气的肃降、肝脏的疏利、三焦的通调，水液下降至肾，肾脏分别清浊，清者又上输于肺，敷布全身，浊者形成尿液，下输膀胱，经气化而把尿液排出体外。如此推陈出新，循环不息。无论是外罹天之浊毒、地之浊毒，还是七情、劳倦、饮食内伤，致使人体脏腑功能失调，或肺失于宣肃，或脾失于运化，或肾失于气化，皆可产生湿浊毒。尤其是脾运化水湿的功能失调，由于脾位于中焦，为人体气机升降的枢纽，脾失健运，则水液既无法上输于肺，又无法下达于肾，则水液停滞于体内，变生水湿、痰饮等湿浊。浊毒的生成一般遵循湿—热—浊—毒的演变过程。湿本是自然界的六气之一，《素问·五运行大论》曰："燥以干之，暑以蒸之，风以动之，湿以润之，寒以坚之，火以温之。"正常的湿气是万物赖以滋养繁茂的重要因素。如果湿气太过或非其时而有其气，则为湿邪。湿邪既有内外之分，又有清浊之别。就自然界来说：清湿者，地气轻清上升所致，雾露雨雪，皆为其象；浊湿者，重浊污秽，淫雨泥水皆为其象。就人体而言，或因外感湿邪，或因脾胃受损，水湿不化，久蕴体内，多从热化，多自热生。刘完素《河间六书》曰："湿本土气，火热能生土湿，故夏热则万物湿润，秋凉则湿复燥干也。湿病本不自生，因于火热怫郁，水液不能宣行，即停滞而生水湿。故湿者多自热生。"浊即湿久蕴热所致，叶天士谓"湿久浊凝"，朱丹溪谓"浊主湿热，有痰有虚""血受湿热，久必凝浊"。浊邪进一步发展即为浊毒，浊毒为浊邪之极，浊邪为浊毒之渐。

2. 谷浊毒　谷浊即谷精微在人体内运化失常所致。谷精微的化生和转运，主要是脾胃和大小肠共同作用的结果。《灵枢·海论》说："胃者，水谷之海。"《灵枢·本输》也说："胃者，五谷之府。"指出了胃的受纳功能。杨上善说："胃受五谷成熟，传入小肠。"指出了胃的腐熟功能。后世概括认为胃是对水谷进行初步消化的器官，具有受纳水谷，继而腐熟水谷成糊状食糜的功能。对于小肠的功能，《素问·灵兰秘典论》认为"小肠者，受盛之官，化物出焉"，后世概括为主受盛化物，泌别清浊，即指经胃初步消化的饮食物，在小肠内必须有相当时间的停留，以利于进一步彻底消化，将水谷分化为精微与糟粕两部分。脾则将这些谷食之精气化为营气和卫气，转运输送于上焦，大肠则将糟粕排出体外。《素问·经脉别论》曰："食气入胃，散精于肝，淫气于筋。食气入胃，浊气归心，淫精于脉。脉气流经，精气归于肺，肺朝百脉，输精于皮毛。毛脉合精，行气于府。"在这一系列的过程中，任何一个环节出现障碍，都会使水谷精微运化失常而化生为谷浊。或因胃失和降，腐熟受纳功能障碍，致使水谷滞留中焦，化为浊毒，如朱丹溪所谓"故五味入口，即入于胃，留毒不散，积聚既久，致伤冲和，诸病生焉"，或小肠受盛泌别失常，清浊不分，或脾气虚弱，无力将水谷精微输布全身，滞留脉道日久而为浊（包括脂浊、糖浊等），或大肠传导失司，糟粕郁于肠内而生浊。上述各项虽本是精微物质或正常代谢产物，但是过量聚集或失于运化，均可对人体脏腑气血造成损害，我们称为谷浊毒，它既是病理产物，又是致病因素。

第二节　浊毒学说理论渊源

在中医古籍中，虽未载有"浊毒"一词，但是对浊毒的始动因素"浊"却记载颇多。《黄帝内经》是中医的元典，很多理论都由此引申而来，在这部著作里清浊是经常被使用的词语，几乎与寒热、气血、阴阳一样属于基本概念，是含义十分丰富的"元概念"。但是，过去并未引起人们足够的重视。在此探讨如下：

一、生理之浊

浊阴、浊气的内涵是指食饮精微中质地稠厚、营养成分高的部分，是构成和维持机体新陈代谢的重要物质，它来源于饮食，是机体消化吸收的一切营养物质的统称，如《黄帝内经》所谓的"浊气出于胃""浊气归心"。清浊有不同的属性，生理状态下，清者为营，浊者为卫。《灵枢·经水》："黄帝曰：逆顺五体者，言人骨节之大小，肉之坚脆，皮之厚薄，血之清浊，气之滑涩，脉之长短，血之多少，经络之数，余已知之矣，此皆布衣匹夫之士也。"而《素问·五脏别论》中指出六腑"受五脏浊气，名曰传化之府"，言六腑传化的"水谷浊物"浑浊不清，不同于五脏储存的精微物质。

二、阴阳升降

《素问·阴阳应象大论》认为："寒气生浊，热气生清。清气在下，则生飧泄；浊气在上，则生䐜胀。此阴阳反作，病之逆从也。"在正常情况下，"清阳为天，浊阴为地"，人体与之相应，"清阳出上窍，浊阴出下窍；清阳发腠理，浊阴走五脏；清阳实四肢，浊阴归六腑"。这里把清浊与阴阳相联系，以说明生理代谢时"升降出入"的原理。

《灵枢·阴阳清浊》论述气的清浊说："浊而清者，上出于咽，清而浊者，则下行。清浊相干，命曰乱气。"其中的"浊而清"与"清而浊"指清与浊之间的转化，与阴阳之间的转化一样，清浊也可以互化，"浊中有清，清中有浊"，两者变动不居。《素问·阴阳应象大论》提出"清阳""浊阴"，《灵枢·阴阳清浊》提出"阴清而阳浊"，前者的清浊，是根据精微物质的稀稠、升降而定的，所以说"清阳浊阴"；后者按照精微物质的运动状态划分，"阴静阳躁""阴清而阳浊"。

三、病机之浊

最早"清浊"来源于古人对于水的认识。水有清浊，人体内的精微物质气血津液也有清浊。"浊"作为与疾病相关的概念在《黄帝内经》中的论述为"血气俱盛……其血黑以浊，故不能射"（《灵枢·血络论》），"此肥人也……广肩腋项，肉薄厚皮而黑色，唇临临然，其血黑以浊，其气涩以迟"（《灵枢·逆顺肥瘦》），初步提出了"血浊"的概念。《素问·至真要大论》："诸转反戾，水液浑浊，皆属于热；诸病水液，澄彻清冷，皆属于寒。"这段"病机十九条"中指出清稀的体液属寒性，浊稠的体液属于热性。

《灵枢·五乱》指出人患病时，只要"清浊不相干，如是则顺之而治"。清升而浊降，各顺其道，病证就容易治疗。如果出现清气在阴（下），浊气在阳（上），"清浊相干，乱于胸中"，患者就会出现严重的胸闷等症状。因而《中藏经》提到浊邪渊源时指出："阴中之邪曰浊，阳中之邪曰清。"清浊在病理状态下表示病机逆乱的原因。

四、诊断疾病

审清浊是《黄帝内经》提出诊断疾病的要点之一。"善诊者，察色按脉，先别阴阳，审清浊而知部分……"（《素问·阴阳应象大论》）《中藏经》在"论胃虚实寒热生死逆顺脉证之法第二十七"中提出："其脉沉浊者，病在内；浮清者，病在外。"用清浊以诊断病位，可见以清浊为代表的机体病机改变在疾病发展演变过程中占有重要地位。审清浊对于辨别病因、病性、病位、疾病性质以及指导诊断治疗等方面具有提纲挈领的指导意义。

五、治疗角度

《黄帝内经》中对于浊提出了初步的治疗原则和方案。如对于针刺治疗，提出要注意气血清浊的体质差异，更要分清因病而致的病理性清浊。《灵枢·阴阳清浊》曰："清者其气滑，浊者其气涩，此气之常也。故刺阴者，深而留之；刺阳者，浅而疾之；清浊相干者，以数调之也。"《灵枢·九针十二原》提出，"浊气在中，清气在下"的时候，"针陷脉则邪气出，针中脉则浊气出，针太深则邪气反沉、病益"。所以要掌握好针刺的尺度。

若平素体壮，则患病后易出现"重则气涩血浊，刺此者，深而留之，多益其数；劲则气滑血清，刺此者，浅而疾之"。岐伯认为"血清气浊，疾泻之则气竭焉""血浊气涩，疾泻之则经可通也"。气血清浊不同，针刺的补泻手法也不相同。针刺治疗时，有的患者"血少黑而浊"，有的"血出清而半为汁"。需要医生认真观察，才能治疗无误。有瘀滞的患者，应该"两泻其血脉，浊气乃避"。提出针刺泻"浊气"的基本指导原则。

由于各种原因，浊邪作为一种独立的病理因素未曾引起古代医家的重视，多将其混同于湿邪之中讨论，但金元时期的朱丹溪对浊有深刻的认识，"浊"作为医学术语在此时有不同的含义，最常见的意思是指精浊。如朱丹溪曾在《丹溪心法》专立一章论述赤白浊，并提出"浊主湿热，有痰有虚"的著名论断。另外还指血浊。《格致余论·通风论》提出："血受湿热，久必凝浊，所下未尽，留滞隧道，所以作痛。"认为痛风的病机为血受湿热，凝而为浊阻于经络所致，为后世医家从浊邪论治痛风开辟了新的思路。《格致余论》曰："或因忧郁，或因厚味，或因无汗，或因补剂，气腾血沸，清化为浊。"提出多种病证与浊邪及其导致的脏腑功能失调有关。朱丹溪对毒的认识也很深刻，曾说："故五味入口，即入于胃，留毒不散，积聚既久，致伤冲和，诸病生焉。"这里所谓的毒跟现在所说的浊毒意义相近。

至明清时期，叶天士提出浊邪致病的病理机制："清窍为之壅塞，浊邪害清也。"（《温热论》）吴鞠通在《温病条辨》中明确提出了浊毒与温热的相互关系："温毒者，秽浊也。温毒者，诸温夹毒，秽浊太甚也。"认为温毒为诸温夹毒，属于秽浊太甚。"热伤气，湿亦伤气者何？热伤气者，肺主气而属金，火克金，则肺所主之气伤矣。湿伤气者，肺主天气，脾主地气，俱属太阴湿土，湿气太过，反伤本脏化气，湿久浊凝，至于下焦，气不惟伤而且阻矣。"提出湿久导致浊凝的病机改变，并倡化浊解毒之法："盖肺病治法微苦则降，过苦反过病所，辛凉所以清热，芳香所以败毒而化浊也。

第三节　浊毒理论的历史沿革

一、先秦时期奠定了浊毒学说的理论基础

1. 先秦时期对浊的认识

（1）从生理学角度对浊的初步认识：在《黄帝内经》中所指"浊"多与"清"相对而言。"浊"作为生命活动过程中的生理代谢物质有两种含义。一是指食饮精微中质地较为稠厚的部分，如《素问·阴阳应象大论》中"清阳发腠理，浊阴走五脏"，以及《素问·经脉别论》中的"食气入胃，浊气归心，淫精于脉"。二是指饮食代谢过程中产生的废物及代谢后的残秽之物（呼出的浊气和排出的二便等），如《素问·阴阳应象大论》中的"清气在下，则生飧泄；浊气在上，则生䐜胀""清阳出上窍，浊阴出下窍"。

（2）以"清浊"说明阴阳升降：《素问·阴阳应象大论》认为："寒气生浊，热气生清。清气在下，则生飧泄；浊气在上，则生䐜胀。此阴阳反作，病之逆从也。"正

常情况下，"清阳为天，浊阴为地"，人体与之相应，"清阳出上窍，浊阴出下窍；清阳发腠理，浊阴走五脏；清阳实四肢，浊阴归六腑"。这里把清浊与阴阳相联系，以说明生理代谢时"升降出入"的原理。

（3）诊断疾病：审清浊是《黄帝内经》提出诊断疾病的要点之一。"善诊者，察色按脉，先别阴阳，审清浊而知部分"（《素问·阴阳应象大论》），《中藏经》在"论胃虚实寒热生死逆顺脉证之法第二十七"中提出："其脉沉浊者，病在内；浮清者，病在外。"用清浊来诊断病位。

2. 先秦时期论毒 先秦时期医家已认识到毒对人体的侵害作用，并依据疾病病因、病位、病性等提出初步分类。

（1）毒为病因：指六淫为毒或外来毒邪，如《素问·生气通天论篇》："故风者，百病之始也，清静则肉腠闭拒，虽有大风苛毒，弗之能害，此因时之序也。"

（2）毒为治法：如《素问·六元正纪大论》云："黄帝问曰：妇人重身，毒之何如？"这里的毒含有治疗方面的含义。即用毒药治疗的意思。

二、浊毒临床辨证理论体系的初步形成

1. 对浊毒认识逐渐深入 《伤寒杂病论》在论浊时指出："清邪居上，浊邪居下，大邪中表，小邪中里，馨饪之邪，从口入者，宿食也。"《诸病源候论》已深刻认识到所谓温毒、热毒、湿毒和寒毒与六淫之温、热、湿、寒有质的不同。唐朝对浊毒的认识和治疗逐渐走向成熟。如孙思邈《备急千金要方》中有"毒病之气"可致"时气瘟毒"的认识，并提出了毒的多种名称，如蛊毒、漆毒、阴毒、热毒、风毒、虫毒、时行毒、气毒、温毒、瘴疠毒、气寒毒、阳毒、鸩毒等。《外台秘要》更列举了众多的致病毒物与解毒之方。

2. 治浊毒之法逐渐丰富 《金匮要略》把毒邪依据证候属性分为阳毒和阴毒，提出："阳毒之为病，面赤斑斑如锦纹，咽喉痛，唾脓血。五日可治，七日不可治，升麻鳖甲汤主之。""阴毒之为病，面目青，身痛如被杖，咽喉痛。五日可治，七日不可治。升麻鳖甲汤去雄黄蜀椒主之。"对后世治疗具有指导意义。

对于毒证治疗，孙思邈提出了较为具体的辨证施治方法，如"竹沥汤，治风毒入人五内，短气，心下烦热，手足烦疼，四肢不举，皮肉不仁，口噤不能语方"，"大鳖甲汤治脚弱风毒挛痹气上，及伤寒恶风，温毒，山水瘴气热毒，四肢痹弱方"，"又有风热毒相搏为肿，其状先肿上生瘭浆如火灼处，名曰风热毒，治之一如丹法"，以及"毒痹，身体痉强，及夹胎中风，妇人百病方"。

《备急千金要方》谈到浊证治疗时认为人体"气难清而易浊也",更提出治疗要使"清血莫出,浊血莫扬,良药百裹"。

3. 浊毒治疗预后与转归 《伤寒杂病论》提出毒邪治法,"内毒,宜升之,令其外出也""误攻则内陷,内陷则死"。宋代朱肱《类证活人书》中,提到浊毒病症的发展转归与预后,对认识浊毒病证、及时治疗截断病势具有重要的临床指导意义。

三、明清时期降浊毒理论体系框架初步形成

1. 浊毒认识更为全面 叶天士认为:"惊惶忿怒,都主肝阳上冒,血沸气滞瘀浊。或因饮食劳倦,困脾碍胃,气机失调,清阳不升,浊阴不降。"清·沈金鳌《杂病源流犀烛》更明确提出:"浊病之源,大抵由精败而腐者居半。"提出浊病的名词及病因。

吴又可在《温疫论》中提出"杂气说",明确了毒邪的含义,认为毒既属六淫之甚,也包括六淫之外的特殊致病物质。余霖进一步指出:"疫既曰毒,其为火也明矣。"何秀山认为"火盛者必有毒";王孟英更明确指出:"疫证皆属热毒,不过有微甚之分耳。"

2. 浊毒的临床表现 叶天士《温热论》提出"浊邪害清",《格致余论》认为:"湿者土浊之气……浊气熏蒸,清道不通,沉重而不爽利,似乎有物以蒙冒之。"浊邪害清,蒙闭清窍,阻遏清阳,蒙闭神明,故而出现头昏目眩,神昏谵妄,甚或失聪等症。《张氏医通》认为"浊气凝滞,则为痰厥",并提出痰厥的特征和治法。《血证论》曰:"清气升而津液四布,浊气降而水道下行。"并论述了大便不行、小便不利等症状与浊毒的关系。

3. 阐述浊毒与湿、温的关系 叶天士提出浊邪致病的病理机制为"清窍为之壅塞,浊邪害清也"(《温热论》)。吴鞠通《温病条辨》明确提出了浊毒与温热的相互关系:"温毒者,诸温夹毒,秽浊太甚也。"认为温毒为诸温夹毒,属于秽浊太甚。又说:"湿气太过,反伤本脏化气,湿久浊凝,至于下焦,气不惟伤而且阻矣。"提出湿久导致浊凝的病机改变。

4. 浊毒诊断更为详尽 明代张景岳《景岳全书》将清浊用于脉诊时总结说:"如曰:'脉形圆净,至数分明,谓之清;脉形散涩,至数模糊,谓之浊'。"

5. 吴鞠通提出化浊解毒法 吴鞠通在具体治疗方法上提出败毒、拔毒、以毒攻毒、解毒、化毒、芳香化浊等治法。并依据病位、病势不同,灵活应用化浊、导浊、驱浊之法。如"按此证由上焦而来,其机尚浅,故用菱皮、桔梗、枳壳,微苦微辛开上,山栀轻浮微苦清热,香豉、郁金降香,化中上之秽浊而开郁""以藿香化浊,厚

朴、广皮、茯苓、大腹泻湿满。半夏辛平而主寒热。蚕沙化浊道中清气",“槟榔至坚,直达肛门,散结气,使坚者溃,聚者散,引诸药逐浊气,由肛门而出",“晚蚕沙化浊中清气,大凡肉体未有死而不腐者,蚕则僵而不腐,得清气之纯粹者也,其粪不臭不变色,得蚕之纯清,虽走浊道,而清气独全,既能下走少腹之浊部,又能化浊湿而使之归清,以己之正,正人之不正也",以及“朴橘行浊湿之滞气,俾虚者充,闭者通,浊者行而垦痛自止,胃开进食矣"。

四、近年来对浊毒理论的研究

浊毒理论在中医学中占有非常重要的地位,一直指导着中医临床的诊疗。纵观古今“浊毒"与中医许多概念一样,没有统一的认识标准和诊断尺度,其内涵实质和应用规范不清,也没形成科学系统的理论体系。近代医家也众说纷纭。有医家认为浊毒是湿热、瘀血、痰浊同时并存的一种状态。有医家认为浊毒是机体代谢失常,水谷不化精微,反生壅滞之气,内瘀血分而酿生的具有毒害作用的病理物质。也有医家认为浊毒是饮食精微蓄积脉道不能及时输送排出而转化成的有害物质。目前为止解释为浊毒物质的包括以下几种:①高尿酸血症,尿酸盐沉积;②糖毒性与脂毒性;③神经毒素;④乙型肝炎病毒(HBV);⑤尿素氮(BUN)、血肌酐(Scr)、血尿酸(UA)、血 β_2- 微球蛋白(β_2-MG)、半胱氨酸蛋白酶抑制剂 C(CystatinC)、甲状旁腺素(PTH)及血脂等;⑥Ts、Tc、TNF-α、IL-1、白三烯、NH_3、内毒素等;⑦中风急性期所产生的病理产物,包括毒性氧自由基、花生四烯酸、兴奋性神经毒、钙离子超载、一氧化氮、凝血及纤溶产物等;⑧儿茶酚胺类物质;⑨葡萄糖、糖化血红蛋白、三酰甘油、C-反应蛋白、同型半胱氨酸、血黏度、尿蛋白等物质;⑩幽门螺杆菌(Hp);11β-淀粉样蛋白。对于浊毒的演变过程可以分为脾不散精、血浊内生,由浊致毒、浊毒内蕴和浊毒兼杂顽痰瘀血三个过程;浊毒的生成是由于脾气虚弱,运化失司,饮食精微不能正常转输布散,滞留蓄积脉道而为浊(糖浊、脂浊、蛋白浊、微量元素浊)。浊在脉道蓄积过量,由营养物质转变为有害的多余产物,而成为浊邪。浊邪导致疾病而为浊病(血浊病)。在浊邪的基础上,痰和瘀血进一步生成和演化。浊邪在脉道蓄积过多,不能及时有效地减少和排除,浊邪则转化为浊毒。这些说法虽有一定的合理性,但多是依据个人临床经验而论,未免有失偏颇。近三十年来以李佃贵教授为学术带头人的科研团队在总结前人理论和经验的基础上,经过数千例临床实践,完善了浊毒理论。

第四节　浊毒成因与病机

一、时代背景

疾病的发生、发展离不开人们生存的时代背景，东汉末年伤寒流行，始有张仲景之《伤寒论》成书传世；金元时期，战乱频仍，人们奔波流离，始有李东垣之《脾胃论》成书传世。诸如此类，不胜枚举。当今时代，极大丰富的物质生活，日新月异的科技应用，给人们的生活带来极大便利，同时导致了当今时代背景下的诸多疾病。浊毒论的产生，离不开当今的时代背景。

1. 自然环境变化　今日，全球变暖而产生的温室效应，让整个人类处于风、寒、暑、湿、燥、火的大变化中，气候之变超过人体的适应能力，就会导致相应的疾病谱的变化。另外，空气污染、水源污染、土壤污染等因素，直接或间接导致人体吸收越来越多的各种有毒有害物质，这些外界因素的变化超过人体的代谢能力，在人体蓄积，影响人体的健康，减少人的寿命。

2. 社会环境变化　社会激烈的生存竞争及经济竞争，给许多人带来了前所未有的心理压力，升学、就业、下岗、医疗、养老等问题波及各个年龄段，使人们的情绪经常处于压抑、忧愁、思虑、焦虑等背景之中。作为社会的一分子，世人无时不受到社会环境因素的影响，社会地位、经济状况、家庭情况、人际关系等方面的变化，直接或间接地影响着人的精神情志活动，成为诱发疾病的因素。

3. 生活方式改变　在人类解决了"吃饱穿暖"为主要内容的生存问题以后，生活方式发生了很大变化。生活节奏加快，膳食结构单一，加上吸烟、酗酒、工作长期静坐，缺乏体育锻炼以及心理压力大等问题，都导致人体正常代谢功能的异常，导致多种慢性疾病的产生，这些慢性疾病产生的过程也就是浊毒致病的过程。

综上所述，在当今时代背景下，许多人出现了浊毒体质，这种浊毒体质左右人的健康，影响人的寿命。在这种背景下，提出浊毒学说，有益于防病保健、救治疾病，并且可用于指导当今时代下大部分疾病的治疗，大部分人群的养生保健，具有重要的现实意义。

二、浊毒成因

浊毒既可为外邪，亦可为内邪。作为外邪，由表侵入；作为内邪，由内而生。

浊毒证形成的内在因素，包括中气的虚实、阳气的盛衰、体质的强弱和内生湿浊的有无等，即所谓"内外相引"。人体是否易患病，内生浊毒起决定作用，而内生浊毒多责之于脾胃功能，如叶天士言湿热病："又有酒客，里湿素盛，外湿入里，里湿为合。"指出嗜食酒肉，影响脾胃运化而湿热内生，是湿热类温病发生的重要因素。后薛生白取叶氏之意，提出了"太阴内伤，湿饮停聚，客邪再至，内外相引，故病湿热"的观点。《医宗金鉴》云："人感受邪气虽一，因其形脏不同，或从寒化，或从热化，或从虚化，或从实化，故多端不齐也。"浊毒证的发展，有热化和寒化的不同，从而形成伤阴伤阳之病理机转，不同的病机转化与病邪、体质及治疗恰当与否密切相关。

1. **外感淫疬毒邪** 浊毒可由外而入，或从皮毛，或从口鼻，侵入机体，对人体脏腑、经络、气血、阴阳均能造成严重损害。"浊"者，不清也，浊与湿紧密相关，外感湿浊，由表入里。外界湿浊之邪侵入人体的途径大致有三条：一是通过呼吸由口鼻进入人体，先影响人体的上焦，进而影响到中焦、下焦。正如《医原·湿气论》所说："湿之化气，多从上受，邪自口鼻吸入，故先传天气，次及地气。"二是通过肌肉皮肤渗透进入人体，先客于肌表关节，次阻经络，最终深入脏腑。清·张璐说："湿气积久，留滞关节。"《素问·调经论》曰："风雨之伤人也，先客于皮肤，传入于孙脉，孙脉满则传入于络脉，络脉满则输入于经脉。"又曰："寒湿之中人，皮肤不收，肌肉坚紧。荣血泣，卫气去，故曰虚。"三是湿邪中伤脾胃。《六因条辨》卷下曰："夫湿乃重浊之邪，其伤人也最广……殆伤则伤其表，表者，乃阳明之表，肌肉也；中则中其内，内者，乃太阴之内，脾阴也，湿土也。故伤则肢节必痛，中则脘腹必闷。"当然外感湿浊之邪侵犯人体，可能只有一种途径，也可能两种或者三种途径同时存在，如湿温病初起多为卫气同病，为湿热之邪同时侵犯人体的肌表和脾胃所引起，因此在临床诊治时，应灵活应用，不可教条。外感之邪，凡有湿性，即为浊毒之一种，即或无湿，侵袭人体，留止不去，易生浊化毒，必防浊毒之变。

另外，外来之毒邪，侵袭人体，易极化为浊毒性质而致病。"外毒"是来源于人体之外的毒邪，是环境产生的有害于人体健康的致病物质。结合现代医学的认识，外毒包括化学致病物、物理致病物、生物致病物等。化学致病物包括药毒、毒品、秽毒、废气污水、生物垃圾、化肥农药、装饰材料、烧烤粉尘等皆可为毒。物理致病物包括跌仆损伤等意外伤害，水、火、雷、电等自然灾害，气候、气温变化，噪声、电磁波、超声波、射线辐射对人体的干扰等。其中气候变化是毒邪、疫疬之毒产生和传播的重要条件，是引起疾病发生的重要因素。生物致病物包括温病毒邪、疫疬之毒、虫兽毒、食物中毒等。《诸病源候论》曰："诸生肉及熟肉，内器中密闭头，其气壅积不泄，则为郁肉，有毒，不幸而食之，乃杀人；其轻者，亦吐利，烦乱不安。"《金匮要略》曰："六畜自死，皆疫死，则有毒，不可食之。"

外来之浊与毒，侵入人体，影响人体的新陈代谢，导致气机失调，脏腑失用，从而浊毒内生，蕴于体内，百病丛生。

2. 饮食失节 《素问·脏气法时论》指出："五谷为养，五果为助，五畜为益，五菜为充，气味合而服之，以补精益气。"这就要求我们以植物性食物为主、动物性食物为辅，并配合果、蔬，使饮食性味柔和，不偏不倚，以保证机体阴阳平衡，气血充沛。然而，随着人们生活水平的不断提高，传统的饮食习惯已被打破，过去偶尔食之的鸡鸭鱼肉等副食品已经成为人们的日常饮食，高热量、高蛋白、高脂肪的"西式快餐"被奉为美味佳肴，强食过饮现象非常普遍。而过食肥甘厚味，超出脾胃运化功能，则湿聚食积，化为痰饮，蕴郁日久，化为浊毒之邪。正所谓"肥者令人内热，甘者令人中满"（《素问·奇病论》），"多食浓厚，则痰湿俱生"（《医方论·消导之剂》）。

饮食失节，影响人体气血的运行。《素问·五脏生成》指出："多食咸，则脉凝泣而变色。"《张氏医通·诸血门》亦曰："人饮食起居，一失其节，皆能使血瘀滞不行也。"血瘀久则成毒，百病乃变化而生。这也是现代社会高脂血症、高血压、心脑血管疾病、糖尿病、肥胖病等发病率大大增高的主要原因之一。故《素问·通评虚实论》指出："消瘅、仆击、偏枯、痿厥，气满发逆，甘肥贵人，则高粱之疾也。"

长期嗜烟好酒，易生浊毒。"酒为百药之长"，易入血分，适量饮酒可以驱除风寒、疏通筋脉、解除疲劳、振奋精神，而过量或长期嗜酒则会危害人的健康。因为"酒之为物，气热而质湿"（《证治准绳·杂病·伤饮食》），"过饮……生痰动火"（《顾松园医镜·卷二·谷部》），故大量饮酒后多有头目不爽、倦怠乏力、口干口黏、舌苔厚腻等湿浊阻滞之象，而长期嗜酒者每见面垢多眵、食少脘闷、口干口苦、舌苔黄腻等湿热阻滞之证。

烟对人体有百害而无一利，因此即便少量吸烟，也会给身体带来不容忽视的危害。大量研究证明，吸烟会导致冠状动脉痉挛，使血小板活性增加并凝聚成血栓。"烟为辛热之魁"（《顾松园医镜·卷十一·虚劳》），香烟燥热，极易损伤肺气肺阴，肺为水之上源，肺气肺阴受损，宣发和肃降失常，水液代谢失调，导致痰湿内生，故长期嗜烟者每多见咳嗽多痰等痰浊内蕴之象。痰郁日久，化为浊毒之邪。

3. 情志不畅 《素问·八正神明论》说："血气者，人之神，不可不谨养。"神是内在气血功能状态的总体体现，因此所谓"清静"，是指人体精神状态的安详，是一个人内在脏腑气血功能正常的外在表现。人体在精神上能够长期保持清静，营卫之气运行有序，肌肉腠理的功能状态正常，致密而柔顺，邪气难以进犯肌体，人体就不会得病，正所谓"正气存内，邪不可干"。喜、怒、忧、思、悲、恐、惊原本是人对外部环境各种刺激所产生的正常生理应答。但当外来刺激突然、强烈或持久不除，使情志激动过度，超过了人体生理活动的调节范围，则使人体气机失调，脏腑功能紊乱，气血运行失常，津液水湿不化，痰浊瘀血内停，浊毒由此而生。故《证治准绳·杂病·喘》谓："七情内伤，郁而生痰。"《医述·杂证汇参·血证》亦曰："或因忧思过度，而致营血瘀滞不行；或因怒伤血逆，上不得越，下不归经，而留积于胸膈之间者，此皆瘀血之因也。"情志因素与痰瘀的关系亦受到了现代学者的重视。日本学者永田胜太郎认为慢性紧张是导致瘀血证的主要原因之一，瘀血状态就是低血清辅酶 Q 状态，它是一种慢性应激反应，即虽然交感神经释放儿茶酚胺，而其靶器官的心肌处于劳损状态，使全身的最小动脉收缩，末梢血液循环障碍，以致毛细血管系统、静脉系统瘀血。国内也有学者对冠心病瘀血证与 A 型性格、心理应激的关系进行调查分析，发现情志因素与瘀血的关系密切。《素问·调经论》说："喜则气下，悲则气消，消则脉虚空。因寒饮食，寒气熏满，则血泣气去，故曰虚矣。"悲喜过度，人体"脉空虚"，正气不足；又过食寒凉，寒气主凝滞，血凝之后，进一步加重气虚，导致生理物质的"浊毒化"。

《素问·举痛论》："百病生于气也。"气不通畅，则毒邪内生。如气盛生毒，因气有余便是火热，火热之极即为毒；热毒、火毒的存在又可进一步伤害人体脏腑组织产生腑实、阴伤、血瘀等一系列病理变化；气郁生毒，情志变化刺激过于突然、持久，使脏腑功能紊乱，升降出入失常，影响气机的通畅条达，津血的输布，可蓄郁而为毒，从而导致疾病。浊毒在体内蕴积日久，又对人体脏腑经络造成严重损害，百病由此乃变化而生。这就是"郁生浊毒"。

4. 环境改变 《素问·宝命全形论》指出："人以天地之气生，四时之法成。"人只有顺应自然气候的变化规律才能保持健康。随着各种现代化的生活设施不断介入人类生活，人们不必再"动作以避寒，阴居以避暑"，悠然地生活在人工营造的舒适环境之中。即使夏季室外酷暑炎热，室内也可以冷气习习；冬季户外冰雪凛冽，屋内也可以暖气融融。人们出入于这样乍热乍凉，或乍寒乍暖温度悬殊的环境，使肌肤腠理汗孔骤开骤闭，卫外功能难以适应，久而久之，闭阻体内的浊气即可化为浊毒而致病。

环境的改变和人类对环境的干预使人类的生活环境发生了空前的变化，这种变化对人体的影响是巨大的、多层面的，从中医学的角度看，湿浊阻滞是一个不容忽视的方面。现代流行病学调查亦已证明了这一点。有人对石家庄市各行业共 1005 人进行整体随机抽样调查，结果表明：有湿阻症状者占 10.55%，且与性别、年龄、职业无明显联系，主要病因为环境湿气过重、性格急躁或忧郁以及饮食不节，主要病位在脾。

湿浊阻滞，气机不畅，进一步导致血行受阻，结滞成瘀，百病由此变化而生。

5. 运动缺乏 《素问·宣明五气》云："久视伤血，久卧伤气，久坐伤肉。"若长年伏案，以车代步，室外活动减少，不仅会导致气血亏虚，还会使气机阻滞，津液运化、布散失常，从而浊毒之邪滋生。多食少动，是浊毒体质产生的重要原因。颜元在《颜习斋言行录》中写道："习行礼、乐、射、御之学，健人筋骨，和人气血，调人情绪，长人仁义……为其动生阴阳，下积痰郁气，安内抒外也。"这充分表明：体育运动既可强身健体，娱乐身心，磨炼意志，促进德智发展；又可防病治病，帮助身体早日康复。

6. 虚损劳倦 人体是否发病，主要取决于人体的正气强弱。"正气存内，邪不可干""邪之所凑，其气必虚"，是中医药贡献给人民大众的养生智慧。《灵枢·百病始生》说："风雨寒热不得虚，邪不能独伤人。猝然逢疾风暴雨而不病者，盖无虚，故邪不能独伤人。此必因虚邪之风，与其身形，两虚相得，乃客其形。两实相逢，众人肉坚。其中于虚邪也，因于天时，与其身形，参以虚实，大病乃成，气有定舍，因处为名。"

虚易招邪，虚处留邪，邪碍气机，化生浊毒，这往往是一个连续的过程。《素问·调经论》说："有所劳倦，形气衰少，谷气不盛，上焦不行，下脘不通，胃气热，热气熏胸中，故内热。"由劳倦导致的形气衰少，还只是一个"纯虚无邪"的病理状态，一旦在这个基础上出现"上焦不行，下脘不通"，就不是纯虚无邪了，而是清浊相干、浊毒内生的一种现象，所以患者出现"内热"的各种临床表现。

7. 他邪转化 浊毒之邪与内生五邪、外感六淫密切相关，又有不同。浊毒兼具浊与毒的特性，可以由他邪转化，且为诸邪致病之甚者也。如食积，本为伤食，食积日久则生湿聚痰，湿与痰即具浊之性，湿痰蕴积日久则生毒，至此浊毒生焉。浊毒生则导致胃病渐重，甚至癌变。饮食若超过自身耐受量，则可转化成浊毒。如过饮久饮之酒浊毒；过食为病之食积化浊毒；大便干燥影响毒素排出，吸收毒素过多成粪毒；血糖、血脂过高形成糖浊毒、脂浊毒等。

另外，水湿痰饮可转化为浊毒，汗液、二便不通，浊阴或水湿无以出路，内困日久而成"浊毒"；更多久病虚损，肺、脾、肾及三焦等脏腑气化功能失常，肾元衰败，导致浊毒内生。津、液本为体内的正常物质，若超出生理需要量，或停留于局部，或失其所，也成为一种毒。如津液代谢紊乱，水液过多为病之水毒、湿毒；机体在代谢过程中产生的各种代谢产物排出困难，蓄积日久，郁而化毒则为浊毒。瘀血亦可转化为浊毒。瘀血是血液运行失常而生的病理产物，常表现为瘀毒、出血、癥瘕。若瘀久不消，全身持久得不到气血的濡养，则出现面色黧黑、口唇紫黯、皮肤粗糙状如鳞甲，化生瘀毒；瘀血阻滞脉络，血液不循常道，溢出脉外，可见各种出血；体内肿块日久不化，质硬，固定不移，夜间痛甚，即癥瘕。血瘀则气滞，气血瘀滞则脉络阻塞、脏腑功用失常，从而导致浊毒内生。另外，所瘀之血，所溢之血，日久即聚浊毒之性，致人病生。

第五节　浊毒致病的特点

一、浊毒黏滞，病程缠绵

"黏"，即黏腻；"滞"，即停滞。所谓黏滞是指浊毒致病具有黏腻停滞的特性。这种特性主要表现在两个方面：一是症状的黏滞性，即浊病症状多黏滞而不爽，如大便黏腻不爽，小便涩滞不畅，以及分泌物黏浊和舌苔黏腻等。二是病程的缠绵性。因浊性黏滞，蕴蒸不化，胶着难解，故起病缓慢隐袭，病程较长，往往反复发作或缠绵难愈。如湿温，它是一种由湿浊热邪所引起的外感热病。由于浊毒性质的特异性，在疾病的传变过程中，表现出起病缓、传变慢、病程长、难速愈的明显特征。其他如湿疹、着痹等，亦因其浊而不易速愈。

浊毒之邪积聚体内，相互为用，日久必凝结气血，燔灼津液，致脏腑败伤，其病多深重难愈，病期冗长，病久入血入络，可致瘀血出血。许筱颖等认为：浊性黏滞，易结滞脉络，阻塞气机，缠绵耗气；毒邪性烈善变，易化热耗伤阴精，壅腐气血。"毒"之形成，与"浊"有密切的关系。若浊毒日久不解，深伏于内，耗劫脏腑经络之气血，而呈现虚实夹杂之证，在临床表现为缠绵难愈，变化多端。

二、滞脾碍胃，阻滞气机

浊为阴邪，其性黏滞，最易困阻脾之清阳，阻塞气机，脾胃为人体气机升降运动的枢纽，脾不升清，胃不降浊，气机升降失常。如《灵枢·小针解》云："言寒温不适，饮食不节，而病生于肠胃，故命曰浊气在中也。"人体之气机升降，权衡在于中气。三焦升降之气，由脾鼓动，中焦和，则上下顺。阳明为水谷之海，太阴为湿土之脏，胃主纳谷，脾主运化，脾升则健，胃降则和，所以中焦气和，脾胃升降皆得适度，则心肺在上，行营卫而光泽在外；肝肾在下，养筋骨而强壮于内；脾胃在中，传化精微以溉四旁，人体保持正常的气机升降运动，是为无病。若湿邪阻中，脾胃受病，气机升降之枢纽失常。脾为浊困，湿浊内聚，使脾胃纳运失职，升降失常。脾阳不振，湿浊停聚而胸闷脘痞、纳谷不香、不思饮食、肢体困重、呕恶泄泻等，以及分泌物和排泄物如泪、涕、痰、带下、二便等秽浊不清，舌苔白腻润滑而液多，脉沉濡而软，或沉缓而迟。

三、常相兼夹，耗气伤阴

浊毒为病，常与痰、湿、瘀、毒并存。浊毒较之湿邪，更为黏腻滞涩，重浊稠厚，因此，病势更为缠绵难愈，久久不能尽除。较之痰邪，浊毒变化多端，可侵及全身多个脏腑、四肢百骸，又会随体质及环境因素寒化、热化，从而出现种种变证。浊毒的存在可导致痰、瘀、毒等病理产物的产生，相兼为病，加重病情。浊毒困扰清阳、阻滞气机，可导致津液停聚，加重痰浊；浊毒胶结，阻碍气血运行，更可加重气血瘀滞。浊毒伤人正气，蕴结成毒，或化热生毒，则耗血动血，败坏脏腑。四者相兼，元气日衰，则病归难治。

四、阴阳相并，浊毒害清

浊性类水，水属于阴，故浊为阴邪，易阻气机，易损阳气。"湿胜则阳微"，由湿浊之邪郁遏使阳气不伸者，当用化气利湿通利小便的方法，使气机通畅，水道通调，则浊毒可从小便而去，湿浊去则阳气自通。浊毒为阴邪郁久化热生毒，兼具湿热毒性，此时多见湿热结聚、毒性昭彰之特点。故此，浊毒为阴邪、阳邪相并，正如湿与热相并，如油入面，而浊毒为湿热之甚，阴阳更难分离，驱散消解更加困难。

湿浊之邪害人，阻遏清阳，蒙蔽神明、心窍、头部孔窍，出现头昏目眩，神昏谵语，甚或失聪。所以叶天士《温热论》有"浊毒害清"之说。《格致余论》云："湿者土浊之气……湿气熏蒸，清道不通，沉重而不爽利，似乎有物以蒙冒之。"慢性肾衰竭合并尿毒症脑病、肝衰竭合并肝性脑病，都具有浊毒胶塞黏滞，蒙蔽清窍，神明失守的特点。

五、易积成形，蕴久生变

浊毒之邪重浊、黏滞，易损脏腑，腐血肉，生恶疮癌肿。浊毒之邪表现有气味秽臭，或腥臭如败卵；肌肉组织多有腐烂，或易生赘疣；头昏蒙，甚则意识不清，身痛不可名状；骨蒸、恶寒、微热、自汗或盗汗，大便水样如注，或溏浊、黏滞不爽，或吐、呕，或便冻血如烂肉样，或流腐汁黄水；妇女黄白带下，外阴瘙痒，或刺痛、出浊水物等。如浊毒犯肾，开阖失司，可见通身浮肿，二便俱闭。浊毒日久不去，肾脏持续损害可致肾衰竭。王永炎强调毒邪在缺血性中风发病中的重要性，提出中风后常有瘀毒、痰毒、热毒互结，破坏形体，损伤脑络。周仲瑛认为乙肝慢性期，症状相对隐伏，病势缠绵，病程较长，"瘀毒"为其主要的病理环节，解毒化瘀为其基本治疗大法。我们所谈的浊毒要与一般的湿热之邪区别开来。这里的浊毒之邪是在原有病邪的基础上化生而又保留了原有病邪的特点，虽然与湿邪、热邪、瘀血等有联系，但已是完全不同的概念。

浊毒侵及人体，留滞于脏腑经络，病久不去，容易生变。浊毒病邪胶结作用于人体胃部，导致胃部细胞、组织的浊化，即病理损害过程；浊化的结果导致细胞、组织的浊变，即形态结构的改变，包括现代病理学中的肥大、增生、萎缩、化生和癌变；以及炎症、变性、凋亡和坏死等变化。浊变的结果是毒害细胞、组织和器官，使之代谢紊乱，功能失常，乃至功能衰竭。浊毒黏滞致使胃络瘀滞，气不布津、不养经，胃失荣养，腺体萎缩久久不愈，终则发生肠上皮化生或异型增生。可见，浊毒之邪黏滞不解，盘踞成积是慢性胃炎病程长、反复难愈的关键所在；亦是肠上皮化生及异型增生形成的"启动因子"。慢性胃炎，从浅表性胃炎到萎缩性胃炎，到肠上皮化生伴异型增生，到癌变的过程，就是浊毒内蕴，日久生变的过程。

第六节　浊毒与脏腑的关系

一、脾胃与浊毒

脾主运化、主升清；胃主受纳、腐熟水谷，主通降，以降为和。脾胃同属中焦，通过经脉相互络属构成表里关系，两者一纳一化，一升一降，脾为胃行其津液，共同完成饮食物的消化吸收及其精微的输布，从而滋养全身，因此，称脾胃为"后天之本"。脾主升，胃主降，两者相反相成。脾气升，则水谷之精微得以输布；胃气降，则水谷及其糟粕得以下行。《临证指南医案》曰："脾宜升则健，胃宜降则和。"胃属燥土，脾属湿土，胃喜润恶燥，脾喜燥恶湿，燥湿相济，阴阳结合，才能完成饮食物的运化，即《临证指南医案》所谓"太阴湿土得阳始运，阳明燥土得阴自安"。脾运化失职，清气不升，即可影响胃的受纳与和降；反之，如饮食失节，食滞胃脘，胃失和降，亦可影响脾的升清与运化，脾失健运，水谷精微输布异常，湿聚成浊，郁而成毒，浊毒由内而生。

二、肝胆与浊毒

肝主疏泄，胆主决断，共同助脾主运化。中医认为，人体脏腑气血是一个有机的整体，靠相互协调和制约来保证其生理功能的完成，五脏六腑的功用多赖肝之疏泄。肝的疏泄周转功能有助于脾胃气机的升降、饮食的消化和吸收、肺气的宣发和敷布、胆汁的排泄及气血的周转，它们是一个生命活动的有机整体，共同协调、维持脏腑气血的平衡。肝的疏泄功能正常，脾气能升，胃气能降，则既能纳，又能化，从而保持正常的消化吸收功能。若肝失疏泄，无以助脾之升散，可见"木不疏土"即"肝脾不和""肝郁气滞"，肝失疏泄，肝气郁结，三焦气机不畅，则横逆而克脾；脾失健运，肝失疏泄，气机不畅，水液代谢功能失常，湿邪内蓄，继而积湿成浊，并可引起血行受阻，气滞血瘀，或为气血逆乱，可致浊毒内生。

三、肾、膀胱与浊毒

肾与膀胱互为表里。肾司二便，专主开阖，所谓开阖，即二便之排泄机关也；膀胱主储存和排泄尿液。肾与膀胱功能正常，则二便通利；二便不利，则浊物内蕴，此为化生浊毒之一源也。肾者主水，肾与膀胱的疾病均可见水液代谢异常，也是浊毒内生的主要病机。脾为后天之本，肾为先天之本，脾之健运，化生精微，须借助于肾阳的推动，因此有"脾阳根于肾阳"之说。若肾阳不足，可致脾阳亏虚，运化失职，必易导致浊毒内蕴。

四、肺、大肠与浊毒

肺与大肠相表里，大肠为传导之官，传导失职，则浊物排出不畅，最易郁而生毒，日久致生他变。肺主宣发肃降，通调水道。所谓宣发，含有宣布发散之意。肺主宣发是指肺把宗气、血液、津液输布散发到全身各处的功能。所谓肃降，含有清肃下降之意。肺主肃降是指肺居上焦，它的气机以下降为顺，只有肺气肃降，才能使呼吸均匀平稳，不咳不喘。若肺失宣降，肺气上逆或壅滞郁闭，则气机不畅，浊毒中生。所谓通调水道，是指肺气有调节和维持水液代谢平衡的功能，这一功能主要是由肺气的宣发和肃降来完成的。水道即水液排泄的途径，如呼吸、汗液的蒸发、尿液的排泄等。因为肺的宣发肃降，能促进和调节水液代谢，在人体内又居于上位，所以称"肺为水之上源"。《素问·经脉别论》说："饮入于胃，游溢精气，上输于脾，脾气散精，上归于肺，通调水道，下输膀胱。"就是对这一代谢过程的概括。若宣发肃降功能失调，则可致水液代谢异常，从而蕴生浊毒。

五、心、小肠与浊毒

心与小肠相表里，小肠主泌别清浊，清浊之物在小肠分别。小肠功能正常则清浊分明，各归其道，若泌别不清，则浊郁毒生。心为神之居、血之主、脉之宗，心主血脉，血液与津液同源互化，血液中的水液渗出脉外则为津液，津液是汗液化生之源。心又藏神，汗液的生成与排泄又受心神的主宰与调节。心神清明，对体内外各种信息反应灵敏，汗液的生成与排泄，就会随体内生理情况和外界气候的变化而有相应的调节，所以情绪紧张、激动、劳动、运动及气候炎热时均可见汗出现象。故《素问·经脉别论》说："惊而夺精，汗出于心。"由此可见，心以其主血脉和藏神功能为基础，主司汗液的生成与排泄，从而维持了人体内外环境的协调平衡。若心失所主，血液代谢紊乱，则浊毒中生。

第七节　浊毒体质

中医认为，人体是一个以脏腑经络为内在联络的有机整体，自然界存在着人类赖以生存的必要条件，同时自然界以及社会环境、工作环境等环境因素的变化又常常直接或间接地影响着人体，而人体受外界的影响也必然相应地发生生理、病理反应。早在《黄帝内经》中就认识到人的健康和疾病与自然环境、精神因素有着密切的关系，天人合一、形神合一、阴阳平衡是最佳的生理状态，明确提出"六淫""七情"等是引起疾病发生的重要致病因素。

浊毒体质的形成，由先天禀赋、后天失调、药物作用等因素所导致。大多数人是由于外感之邪，大量饮酒，或过食肥甘厚味，或过度思虑，脾虚不运，而致水液不化，聚湿生痰，浊毒内蕴；也有部分因先天禀赋不足而发生。《灵枢·寿夭刚柔》认为："人之生也，有刚有柔，有弱有强，有短有长，有阴有阳……"说明体质与先天禀赋关系密切，体质差异与生俱来。有资料表明："肥胖者通常有明确的家族史，父亲或母亲肥胖，其子女有 40%～50% 出现肥胖，如父母均肥胖，则其子女肥胖的机会可以达 70%～80%。"

浊毒体质包括痰浊与热毒体质两种。痰浊体质是目前比较常见的一种体质类型，当人体脏腑、阴阳失调，气血津液运行失常，易形成痰浊时，便可认作痰浊体质。痰浊体质多见于肥胖人，或素瘦今肥的人。该体质的人常表现为体形肥胖，腹部肥满松软，面部皮肤油脂较多，多汗且黏，胸闷，痰多，面色秽浊，眼胞微浮，容易困倦，舌体胖大，舌苔白腻或黄腻，身重不爽，喜食肥甘甜黏，大便不实或不爽，小便不多或微浑；性格偏温和、稳重，多善于忍耐。此种体质类型有易患高血压、糖尿病、肥胖症、高脂血症、哮喘、痛风、冠心病、代谢综合征、脑血管疾病等疾病的倾向。而热毒体质，则常见面垢油光，易生痤疮，口苦口干，身重困倦，大便黏滞不畅或燥结，小便短黄，阴囊潮湿，或带下增多，舌质偏红，苔黄腻，脉滑数，容易心烦急躁；易患疮疖、黄疸、热淋等病；对夏末秋初湿热气候、湿浊重或气温偏高环境较难适应。

中医病因学与现代医学生物 - 心理 - 社会医学模式对浊毒体质有着共同的思维方式。体质健康是人的生命活动和劳动工作能力（包括运动能力）的物质基础，它在形成和发展过程中，具有明显的差异性和阶段性。不同人的体质差异表现在形态发育、生理功能、心理状态、身体素质和运动能力，以及对环境的适应力、对疾病的抵抗力等多方面，体质水平包括从最佳功能状态到严重疾病和功能障碍等各种状态。体质的稳定性由相似的遗传背景形成，年龄、性别等因素也可使体质表现出一定的稳定性。然而，体质的稳定性是相对的，每个个体在生长壮老的生命过程中，因受环境、精神、营养、锻炼、疾病等内外环境诸多因素的影响，而使体质发生变化，从而使得体质具有动态可变性。这种特征是体质可调的理论基础，也可有效地指导浊毒证的临床诊断与用药。

第八节　浊毒辨证

浊毒既是一种对人体脏腑经络及气血阴阳均能造成严重损害的致病因素，也是指多种原因导致脏腑功能紊乱、气血运行失常，机体内产生的代谢产物不能及时正常排出，蕴积体内而化生的病理产物。浊毒证是指以浊毒为病因，使机体处于浊毒状态，从而产生特有临床表现的一组或几组证候群。浊有浊质，毒有毒性。浊质黏腻导致浊邪为病，多易结滞脉络，阻塞气机，缠绵耗气，胶着不去而易酿毒性；而毒邪伤人，其性烈善变，损害气血营卫。两者相合则因毒借浊质，浊夹毒性，多直伤脏腑经络。浊毒可侵犯上、中、下三焦，但以中焦最为常见，在中焦以脾胃最为常见。

一、浊毒共同的致病特点

1. *易阻滞气机、耗伤气血* 因浊毒之性热、质浊，热可耗血伤气，浊可阻滞脉络、壅塞气机。

2. *浊毒致病缠绵难愈* 浊毒致病，病情重，治疗难，疗程长。徒化浊则毒热愈盛，徒解毒则浊邪胶固不解。正如朱丹溪《丹溪心法》所说："痰夹瘀血，遂成窠囊。"浊毒致病也多有浊、瘀、毒互结之证，且后遗变证颇多，缠绵难愈，预后不佳。

3. *致病广泛* 包括三层含义：一是病位广泛，指浊毒之邪可随气之升降无处不到，内而脏腑、经络，外达四肢肌腠，游溢全身；二是作用广泛，指浊毒为病，既可损气耗血、生风动血，又可损阴伤阳；三是致病区域广泛，常见脏腑、经络、四肢同时产生病变。

4. *症状多变* 指浊毒致病，病变无常，变化多端，无明显的时间性和季节性，并根据所犯客体的状况而从化表现出多变的临床特征。

5. *多侵及内脏* 浊毒之邪多侵及内脏，尤易犯脾胃，且常入内毒害其他脏腑，导致疾病迅速恶化。《朱氏集验方》曰："已毒即归于脏。"

6. *黏腻垢浊* 排泄物、分泌物黏腻垢浊，舌苔多见浊腻黄厚，脉象多见弦滑或弦数。

7. *易夹痰夹瘀* 浊毒以气血为载体，无所不及，易阻滞气机，阻塞脉络，败伤血分，又善入津液聚集之所，酿液成痰。且浊、瘀、痰皆为阴邪，同气相求，故浊毒为病常有夹痰夹瘀之特点。

二、浊毒证的一般临床表现

1. *颜面五官* 浊毒蕴结，郁蒸体内，上蒸于头面，而见面色粗黄，晦浊。若浊毒为热蒸而外溢于皮肤则见皮肤油腻，浊毒上犯清窍而见咽部红肿，眼胞红肿湿烂、目眵增多，鼻头红肿溃烂、鼻涕多，耳屎多，咳吐黏稠之涎沫。

2. *舌苔* 患者以黄腻苔多见，但因感浊毒的轻重不同而有所差别。浊毒轻者舌红，苔薄腻、厚腻，或黄或白或黄白相间；浊毒重者舌质紫红、红绛，苔黄腻，或中根部黄腻。因感邪脏腑不同苔位亦异，如浊毒中阻者，苔中部黄腻；浊毒阻于肝胆者，苔两侧黄腻。苔色、苔质根据病情的新久而变，初感浊毒、津液未伤时见黄滑腻苔；浊毒日久伤津时则为黄燥苔。

3. *脉象* 浊毒证患者滑数脉常见，尤以右关脉滑数突出。临床以滑数、弦滑、弦细滑、细滑多见。病程短，浊毒盛者，可见弦滑脉、弦滑数脉；病程长、阴虚有浊毒者，可见细滑脉、沉细滑脉。但患者出现沉细脉时多为浊毒阻滞络瘀，而不应仅仅认为是虚或虚寒脉。如《金匮要略方论》中说："太阳病，关节疼痛而烦，脉沉而细者，此名湿痹。"又："诸积大法，脉来细而附骨者，乃积也。"以上皆说明细脉主湿浊主积而不主虚。

4. 排泄物、分泌物　浊毒内蕴，可见大便黏腻不爽、臭秽难闻，小便或浅黄或深黄或浓茶样，汗液垢浊有味。

三、浊毒的证候分型

1. 浊重毒轻　诊断浊邪主要通过三个方面：①舌苔：色泽或黄或白或黄白相间，苔质或薄或薄腻或厚腻，此为浊邪熏蒸所致；②脉象：脉有滑象，或弦滑或细滑或弦细滑；③排泄物、分泌物：可见大便黏腻不爽，小便或浅黄或深黄或浓茶样，汗液垢浊有味。以上舌苔、脉象为浊邪内伏必具之征。临床上浊邪为重，毒邪为轻，从而出现浊重毒轻的证候。

2. 毒重浊轻　诊断毒邪主要通过两个方面：①舌质：或红或红绛或紫，此毒邪深伏血络之象；②脉象：脉有数象。临床上毒邪为重，浊邪为轻，出现毒重浊轻的证候。

3. 浊毒并重　程度相当，相兼为病，两者相合则因毒借浊质，浊夹毒性，多直伤脏腑经络。患者常有颜面粗黄、晦浊，口干苦黏腻，乏力和头身困重，大便黏腻不爽或干燥，小便不清，舌质红、紫红、红绛、暗红，舌苔腻、薄腻、黄腻、黄厚腻，脉弦滑、弦细滑、弦滑数、滑数、弦细滑数等。

浊毒存在于人体内部的时候，阻滞气机，影响气血升降，妨碍水液代谢，不利于水谷精微的传化与吸收，这种病理机制可以发生在人体各部位，从上到下，从里到外，都有浊毒停着的可能。浊毒停于头部，影响气机升降，可以出现大头瘟等传染病症，除了发热、口渴、脉洪大等症状之外，还会出现头痛、呕吐、眼目肿胀、耳肿、口疮、鼻塞，喉肿、咽痛等症状。内伤杂病的浊毒上涌头部，则可出现突然昏厥、痰声辘辘、双目失明、暴聋失音等症状。浊毒见于胸部，则既影响肺气出入升降，也妨碍心血的输布运行，可见胸闷气短、咳嗽喘息、痰涎涌盛、心慌心悸、心痛彻背、神志异常等症。浊毒见于胃脘，影响胃之受纳，进而影响脾之运化，可见恶心呕吐、脘腹胀满、心下疼痛、饮食难进、痞块积聚等症状。浊毒停于两胁，出现胁痛胀满，癥瘕积聚、口苦目眩等症状。浊毒流注经络骨节，致肢体疼痛，甚则痰瘀浊毒附骨，出现痛风结节；内则流注脏腑，加重脾运失司，升降失常，穷则及肾，脾肾阳虚，发为石淋、关格。浊毒停于下焦，出现小腹胀满、瘕块硬肿、尿闭便坚、神识如狂、妇女月经时来时断，带下秽浊，便泻不畅、男女不育不孕、下肢浮肿等症。

四、浊毒的脏腑辨证

1. 浊毒在胃

（1）主症：胃脘疼痛，脘腹胀满，纳呆，嗳气，恶心呕吐，烧心反酸。

（2）兼次症：口干口苦，气短懒言，周身乏力，心烦易怒，小便短赤，面色晦浊，泄泻不爽，或大便秘结等。

（3）舌象：舌红苔黄腻。

（4）脉象：滑数。

（5）证候分析：饮食内伤，情志不舒，胃之通降失职，浊邪内停；日久脾失健运，水湿不化，湿浊中阻，郁而不解，蕴积成热，热壅血瘀成毒；浊毒之邪影响气机升降，气机阻滞，则胃脘疼痛，脘腹胀满，嗳气；胃失和降，脾失健运则纳呆；浊毒壅盛积滞中焦，胆气上逆，故烧心反酸，口干口苦；浊毒困脾，脾胃受损，肠道功能失司，清浊不分则泄泻；浊毒日久，津伤液耗，肠失濡润，则大便秘结，小便短赤；浊毒犯胃，致胃气痞塞，升降失调，则恶心呕吐；肝藏魂，心藏神，毒热之邪内扰神魂则心神不宁，魂不守舍，而见心烦易怒；脾失健运，化源乏力，脏腑功能减退，故见气短懒言，周身乏力；浊毒蕴结，郁蒸体内，上蒸于头面，则面色晦浊；浊毒中阻则见舌红苔黄腻，脉滑数。

2. 浊毒在肝

（1）主症：胁肋部胀满疼痛，遇烦恼郁怒则痛作或痛甚，口干口苦，嗳气则舒，善太息，急躁易怒，头痛眩晕。

（2）兼次症：或胃脘胀痛，胃痛连胁，或胸膈胀闷，上气喘急，不思饮食，或精神抑郁，寐差，或心烦纳呆，或后背疼痛，沉紧不适，小便短赤，大便秘结，妇女见乳房胀痛，月经不调，痛经。

（3）舌象：舌红紫或红绛，苔黄腻或黄燥。

（4）脉象：弦数或弦滑。

（5）证候分析：感受湿热之邪或脾失健运，积湿化浊，郁久蕴热成毒，浊毒内伏肝络，肝气郁滞，则胁肋胀满疼痛，情志抑郁；肝气不条达，影响气机升降则善太息或嗳气则舒，遇烦恼郁怒则痛作或痛甚；肝气受损，浊毒痰火内盛，不得宣泄而熏蒸，蒙闭脑神则头痛眩晕；浊毒内蕴，夹胆气上逆则口干口苦；浊毒内蕴助肝阳上亢则急躁易怒，失眠多梦；浊毒日久入络，波及背部，阻遏经络则出现背痛，沉紧不适；邪毒热盛灼津则小便短赤，大便秘结；女子以肝为用，浊毒阻碍气机，气血失和，冲任失调则妇女见乳房胀痛，月经不调，痛经；舌红紫或红绛，苔黄腻或黄燥，脉弦滑数均为浊毒中阻内伏于肝之象。

3. 浊毒在肺

（1）主症：咳嗽痰多，质稠色黄，胸闷，气喘息粗，心烦口渴，大便秘结，小便短赤。

（2）兼次症：或咯吐脓血腥臭痰；或骤起发热，咳嗽气喘，甚则鼻翼翕动；或壮热口渴烦躁不安。

（3）舌象：舌红苔黄腻。

（4）脉象：脉弦滑数。

（5）证候分析：外伤湿热之邪，久郁不化则发为浊毒，浊毒蕴肺，肺气失司则发为咳嗽；浊邪壅滞则痰多质稠，毒邪害清则咳痰色黄，甚则咯吐脓血腥臭痰；肺气不降，浊毒阻肺则胸闷气喘；浊毒瘀滞以致肺不布津，并导致肠道津液缺乏，故心烦口渴，大便秘结，小便短赤，甚则壮热口渴烦躁不安；风热浊毒犯肺，热壅肺气，故骤起发热，热盛伤津则壮热口渴；舌红苔黄腻，脉弦滑数则为浊毒内蕴脏腑之象。

4. 浊毒在心

（1）主症：心胸憋闷疼痛，心悸怔忡，气短，烦躁易怒，多梦易惊，口舌生疮，谵语烦渴。

（2）兼次症：或昏蒙眩晕；或发热，面红目赤，呼吸气粗；或面色晦暗；或小便短赤，大便秘结。

（3）舌象：舌红苔黄腻。

（4）脉象：弦数。

（5）证候分析：浊毒之邪盘踞于心，胸阳失展则胸闷心痛，久而导致心之功能下降，血亏气虚，故心悸怔忡；浊毒蕴结，内扰心神，则心烦失眠，面红目赤；邪陷心包则意识模糊或狂躁谵语；毒蕴日久则心火旺盛故口舌生疮；外感毒邪或浊毒内蕴里热蒸腾上炎则发热，面红目赤，呼吸气粗；浊毒内阻，清阳不升，浊气上泛，气血不畅则面色晦暗；热移小肠则小便短赤；火热津伤则大便秘结；舌红苔黄腻，脉弦数则为浊毒在心之象。

5. 浊毒在肾

（1）主症：腰膝酸软，少腹胀闷疼痛，下肢甚或周身浮肿，尿道灼痛，尿频尿急，尿黄短赤。

（2）兼次症：或血尿，血淋，或女子不孕，男子不育。

（3）舌象：舌红，苔薄黄或黄腻。

（4）脉象：弦或滑数。

（5）证候分析：外感湿热之邪久而加重化为浊毒，或久居湿地等感受寒湿之邪蕴积日久化为浊毒，浊毒入肾，导致肾之经络受邪而气血壅滞，故腰膝酸软，少腹胀满疼痛；浊毒影响肾之主水功能可出现水肿；肾与膀胱相表里，浊毒害肾必连及膀胱，膀胱功能失司，则出现尿频、尿急、尿痛等症；浊毒之邪灼伤肾与膀胱之脉络，则出现血尿、血淋等症；浊毒郁久影响肾主生殖之功则发为女子不孕，男子不育等症；舌红苔黄腻或薄黄，脉弦滑或数为浊毒内蕴脏腑之象。

6. 浊毒在脑

（1）主症：头痛，眩晕，记忆力下降，口舌㖞斜，舌强语謇，半身不遂，甚或昏迷，肢体强急。

（2）兼次症：耳鸣，或精神异常，或思维障碍，或烦躁谵妄，神识昏蒙、不省人事、循衣摸床；或口吐白沫，四肢抽搐；或面赤身热，躁扰不宁；或言行呆傻；或睁眼若视、貌似清醒的植物状态等。

（3）舌象：舌红苔黄腻。

（4）脉象：弦数。

（5）证候分析：浊毒作为一种病理产物，可以上蒙清窍，或者阻碍气血上行，脑窍失养，产生头痛眩晕；脑之玄府通利失和则滞气停津，积水成浊，浊蕴为毒，浊毒泛淫玄府，碍神害脑，变生中风诸症，可出现舌歪语謇，半身不遂，甚则昏迷肢强；脑为元神之府，浊毒郁脑影响脑的功能则记忆力下降；毒淫脑髓，浊气上扰，内伤神明，蒙闭清窍，气血逆乱，轻则精神异常，或思维障碍，或烦躁谵妄，重则脑髓受损，神识昏蒙、不省人事、循衣摸床；浊毒蒙蔽清窍，扰乱神明则口吐白沫，四肢抽搐；情志不遂、生湿化痰、痰浊郁而化热，久酿浊毒，浊毒上扰清窍，逆扰神明则面赤身热，躁扰不宁；浊毒阻滞脑络，脑失所养则言行呆傻；若神明失用，经久不愈，则发为睁眼若视、貌似清醒的植物状态；舌红苔黄、脉弦数是为浊毒内蕴脏腑之象。

7. 浊毒在皮、脉、筋、骨

（1）主症：皮肤晦暗如烟熏色，甚则皮肤起斑；或皮肤起群集小疱，瘙痒，红肿灼痛，脱屑，粗糙；关节灼热红肿疼痛，屈伸不利，身体重着，肢倦神疲。

（2）兼次症：或发热恶风，口渴烦闷；或心烦易怒，失眠多梦，心悸怔忡；或肌肤麻木不仁，阴雨天加重；或关节肿大畸形。

（3）舌象：舌红苔黄腻。

（4）脉象：弦滑数。

（5）证候分析：外感风热或脾胃内热蕴生浊毒，蕴于皮肤则皮肤晦暗如烟熏，甚则皮肤斑疹；浊毒壅滞皮肤则皮肤起群集小泡，灼热刺痒；肝脾湿热，助浊毒之邪循经蕴肤，则瘙痒，红肿灼痛；浊毒阻滞气血运行，肤失濡养则皮肤脱屑，粗糙；如若浊毒之邪深陷皮肤之络，可发为肌肤麻木不仁，不知痛痒；浊毒蕴于筋骨，损伤脉络，筋骨失养，则出现关节灼热肿胀疼痛，屈伸不利；浊为湿之甚，浊性重着，故见身体重着，肢倦神疲；浊毒泛于肌表，营卫失和，可表现为发热恶风，口渴烦闷；热扰心神则心烦易怒，失眠多梦，心悸怔忡；舌红、苔黄腻、脉弦滑数为浊毒侵袭筋脉皮骨之象。

五、浊毒的三焦辨证

1. 浊毒在上焦

（1）主症：胸闷咳喘，身热口渴，头晕，面红目赤，心烦失眠，甚则心悸怔忡。

（2）兼次症：或恶寒发热，身热不扬，午后热甚；甚或神昏谵语，言语謇涩，或胸痛，咯吐黄稠脓痰，心烦肢厥。

（3）舌象：舌暗红或紫暗，苔黄腻或厚腻，或薄黄。

（4）脉象：弦滑数。

（5）证候分析：浊毒盘踞上焦，影响心肺功能则出现胸闷咳喘，咯吐黄稠痰，心悸怔忡之症；浊毒上扰清窍则头晕，蕴于颜面则面红目赤；浊毒影响津液输布则身热口渴，心烦失眠；邪陷心包则神昏语謇，甚或心烦肢厥；浊毒夹湿困阻肌表，肺气不宣，卫外失司，故恶寒；正气抗邪，正邪相争，则发热；湿遏热伏，热不得宣扬，故身虽热而不扬；午后阳明经气主令，阳明乃多气多血之经，当其主令之时则正气充盛，抗邪有力，正邪相争，故午后热甚。舌暗红、苔黄腻或薄黄、脉弦滑数则为浊毒盘踞上焦之象。

2. 浊毒在中焦

（1）主症：胃脘连及胁肋胀满疼痛，烧心反酸，不思饮食，急躁易怒，嗳气频数，情志抑郁不舒，大便或溏滞不爽、色黄味臭，或秘结不通，小便不利。

（2）兼次症：或头晕目眩，胁有痞块，恶心腹胀，或寒热往来，身目发黄，或面色晦暗，口苦口干，身重肢倦，或恶心干呕，入食则吐。

（3）舌象：舌质红或暗红，苔黄厚腻或薄黄。

（4）脉象：弦数或弦滑。

（5）证候分析：浊毒内蕴于肝胃，肝胃不和，浊毒郁阻气机，故胃脘连及胁肋胀痛；胃气壅滞，胃失和降，胃气上逆则嗳气；浊毒壅盛，积滞中焦，则烧心反酸；浊毒影响中焦脾胃运化功能，出现不思饮食，纳呆等症；肝气不舒则急躁易怒，情志抑郁；浊毒不去，饮食不化，浊气不降，清气不升，故头晕目眩，胁有痞块，腹胀，恶心呕吐；浊毒蕴于肌肤则身目发黄，或面色晦暗；湿热浊毒下注大肠，则大便溏滞不爽，若热势较重则色黄味臭，或秘结不通；气机阻滞，膀胱气化障碍，故小便不利。舌红苔黄腻、脉弦滑或数为浊毒内蕴中焦之象。

3. 浊毒在下焦

（1）主症：小腹胀满、痞块硬肿，尿闭便坚，或尿频而急，溺时热痛，淋沥不畅，尿中带血，便泻不畅，或下痢腹痛，便下脓血，里急后重，肛门灼热，妇女月经时来时断，带下秽浊。

（2）兼次症：身热呕恶，脘痞腹胀，头晕而胀，神识昏蒙，或神识如狂，口干不欲饮，男女不育不孕、下肢浮肿。

（3）舌象：舌红苔黄腻。

（4）脉象：滑数。

（5）证候分析：浊毒内蕴，下迫膀胱，故尿频而急，溺时尿道热痛；浊毒黏滞于膀胱，下窍阻塞，水道不利，故溺时淋沥不畅；浊毒煎熬而津液耗伤，故尿液浑浊黄赤；热邪灼伤血络，血溢于尿中，则尿中带血；浊毒滞于大肠，大肠传导失职，则下利频繁；浊毒阻滞气机，腑气不通，则腹中作痛；浊毒郁蒸，血肉壅滞腐败，化而为脓，故便下脓血，里急及肛门灼热，是热毒之邪逼迫所致，后重乃浊滞大肠，黏着难下之征。浊毒内蕴，正邪相争，故身热；浊毒阻滞气机，脾胃升降失司，故恶心呕吐，脘痞腹胀；气滞食阻则少腹硬满；火性炎上，浊毒上涌则头晕而胀；浊阻气机，气化不利，津不上承，故口干而不欲饮；浊毒内蕴，壅阻于经络、筋脉，则气血不能畅达而致筋脉失养，引动肝风，则神识昏蒙或神识如狂；舌红苔黄腻、脉滑数为浊毒在下焦之象。

综上所述，本书将重点对浊毒在脾胃引起的消化性溃疡进行系统论述。

第九节 浊毒证的常用诊法

一、望诊

医者运用视觉，对人体全身和局部的一切可见征象及排出物等进行有目的的观察，以了解就诊者的健康或疾病状态，称为望诊。

望诊的内容主要包括：观察人的神、色、形、态、舌象、脉络、皮肤、五官、九窍等情况，以及排泄物、分泌物的形、色、质量等。现从整体望诊、望舌、望排出物三方面对胃炎浊毒证望诊进行阐述。

（一）望神

望神就是观察人体生命活动的外在表现，即观察人的精神状态和功能状态。神是生命活动的总称，其概念有广义和狭义之分：广义的神，是指整个人体生命活动的外在表现，可以说神就是生命；狭义的神，乃指人的精神活动，可以说神就是精神。

望神应重点观察患者的精神、意识、面目表情、形体动作、反应能力等，尤应重视眼神的变化。神志清楚，语言清晰，面色荣润含蓄，表情丰富自然；目光明亮，精彩内含；反应灵敏，动作灵活，体态自如；呼吸平稳，肌肉不削，是谓"有神"；如果目无光彩，神情呆钝或萎靡不振，谓之"失神"。胃炎浊毒轻证表现为，神清语利，面色晦暗不洁，面部表情抑郁；目光无神，反应慢，动作缓慢；呼吸平稳，肌肉不削。胃炎浊毒重证表现：神昏嗜睡，语言謇涩，面色秽浊，面无表情；目光呆滞，反应迟钝，动作艰难，体态笨拙；呼吸浅快，肌肉消瘦；甚至两目呆视，撮空理线，循衣摸床，是神气将绝的表现。

（二）望色

望色就是医者观察患者面部颜色与光泽的一种望诊方法。颜色就是色调变化，光泽则是明度变化。

人在正常生理状态时的面部色泽称为"常色"。胃炎浊毒重症患者面色青紫主痛和血瘀；黄色主虚证和湿证，面色淡黄而枯槁无光为"萎黄"，是脾胃不足、气血亏虚的表现；胃炎患者面见白色多为气血不荣之表现，主寒证和虚证，其中淡白和㿠白多为气虚，㿠白虚浮或苍白多为阳虚之象；胃炎患者面见黑色多主肾虚和瘀血。胃炎浊毒重症患者面色枯槁晦暗者，是脏腑气血已伤的表现，亦可出现贫血消瘦，浊毒内结，色多枯槁晦暗。

（三）望形体

望形体即望人体的宏观外貌，通过望形体可以测知内脏精气的盛衰，内盛多外强，内衰多外弱。进行性消瘦或体重下降，往往是癌瘤的一个重要信号；晚期胃癌患者往往形肉大脱，大骨枯槁，大肉下陷，行走身摇，是脏气衰竭的表现。胃癌患者晚期手颤、抽搐，多为浊毒内蕴，气血两亏，虚风内动所致。

（四）望皮肤、黏膜

贫血、脱水、皮肤枯燥常见于晚期胃癌患者，肌肤甲错是内有干血瘀滞经脉、肌肤营养不良所致；而胃癌患者的出现巩膜、皮肤黄染应考虑肝胆胰腺等癌转移。有研究报道胃癌患者下口唇内侧多有圆形或椭圆形的紫斑，颜色随病情而加重；还有人观察到消化道肿瘤患者身躯皮肤多出现白斑（色素脱失呈小圆点状），可供临床参考。

（五）望指甲

有研究报道，一些消化系统肿瘤患者的手指甲可出现黑纹或紫纹，胃癌、食道癌出现症状前 2～3 年，患者的拇指、食指两指甲可见紫纹，三个指甲都出现多见于胃癌，有患者在使用化疗药物之后指甲根部出现半圆形黑斑。所有这些可认为是"浊毒内蕴"的外在指征，但是其早期诊断意义即产生机制尚待研究。

（六）望舌

从生物全息律的观点来看，任何局部都近似于整体的缩影，舌也不例外，故前人有舌体应内脏部位之说。临床上常用的诊舌方法有以下几种：①以脏腑分属：诊舌部位心肺居上，故以舌尖主心肺；脾胃居中，故以舌中部主脾胃；肾位于下，故以舌根部来主肾；肝胆居躯体之侧，故以舌边主肝胆，左边属肝，右边属胆。②以三焦分属：诊舌部位以三焦位置上下次序来分属诊舌部位，舌尖主上焦，舌中部主中焦，舌根部主下焦。③以胃脘分属：诊舌部位以舌尖部主上脘，舌中部主中脘，舌根部主下脘。

望舌内容可分为望舌质和望舌苔两部分。舌质又称舌体，是舌的肌肉和脉络等组织。望舌质又分为望神、色、形、态四方面。舌苔是舌体上附着的一层苔状物，望舌苔可分望苔色和望苔质两方面。

正常舌象，简称"淡红舌、薄白苔"。具体来说，舌体柔软，运动灵活自如，颜色淡红而红活鲜明；胖瘦老嫩大小适中，无异常形态；舌苔薄白润泽，颗粒均匀，薄薄地铺于舌面，揩之不去，其下有根与舌质如同一体，干湿适中，不黏不腻等。总之，将舌质、舌苔各基本因素的正常表现综合起来，便是正常舌象。现从舌质和舌苔两大方面阐述浊毒侵袭人体导致的舌象变化：

1. 望舌质

（1）舌神：主要表现在舌质的荣润和灵动方面。正常者荣润而有光彩，表现为舌的运动灵活，舌色红润，鲜明光泽、富有生气，是谓有神。浊毒轻证者舌体运动欠灵活，舌色红，无光泽；浊毒重证者舌体僵硬，运动不灵活，舌色暗红、晦暗。

（2）舌色：即舌质的颜色。正常舌色淡红而红活鲜明。以浊邪为主者舌暗红，以毒为主者舌质紫红、红绛。舌色与胃癌之间存在一定的关系，胃癌患者的舌质色泽，对早期发现肿瘤及判断预后均有参考价值。

（3）舌形：是指舌体的形状，包括老嫩、胖瘦、胀瘪、裂纹、芒刺、齿痕等异常变化。若浊重毒轻，舌体多胖大，边尖多有齿痕；若毒重浊轻，舌体多瘦小，舌面上可见芒刺；若浊毒伤阴，舌体不仅瘦小，舌面上还可见裂纹。就肿瘤而言，胖舌以白血病多见，而胃癌则以裂纹舌多见，对胃癌患者来说，花剥苔和裂纹舌同时存在更有重要诊断价值。

（4）舌态：指舌体运动时的状态。正常舌态是舌体活动灵敏，伸缩自如。若浊毒之邪日久伤阴，舌体多表现为板硬强直，运动不灵，以致语言謇涩不清。

2. 望舌苔　正常的舌苔是由胃气上蒸所生，故胃气的盛衰，可从舌苔的变化上反映出来。望舌苔，应注意苔质和苔色两方面的变化。

（1）苔质：指舌苔的形质。浊毒之邪侵袭人体，苔质颗粒细腻，揩之不去，刮之不脱，上面罩一层油腻状液体，给人一种秽浊不清之感，是体内脾胃之气兼夹湿浊饮食等秽浊之气上蒸而成。

（2）苔色：即舌苔之颜色。苔色以黄、白两种最为常见。临床上浊毒证患者以黄腻苔多见，但因感受浊毒的轻重不同而有所差别。以湿浊之邪为主者舌苔腻、薄腻、厚腻，或黄或白或黄白相间；浊毒并重者，舌苔多为黄厚而腻；以热毒为主者舌苔黄而微腻，或黑或中根部黄腻。因感邪脏腑不同，舌苔亦异，如浊毒之邪犯肺，舌苔多白或薄黄腻；膜原感受浊毒之邪，舌苔多表现为白厚腻；脾胃感受浊毒之邪，舌苔腻微黄；胃肠感受浊毒之邪，苔腻；肝胆感受浊毒之邪，舌苔黄腻。初感浊毒、津液未伤时苔黄腻而滑；浊毒伤津时苔黄而燥。国内有人报道，将癌症患者舌苔变化与正常人对照，发现薄白苔、腻苔、剥苔均有明显差异（$P > 0.01 \sim 0.001$）。腻苔除常见于胃癌、食管癌、结肠癌等消化系统癌症外，在肺癌、淋巴癌、白血病中也不少见，而这些患者均伴有不同程度的消化道功能紊乱。另外，焦黄苔对胃部肿瘤的良性、恶性鉴别有一定参考价值。

3. 舌脉　即舌下静脉，正常表现为主干不充盈，小支不扩张。而胃癌尤其是晚期患者舌脉粗大、充盈怒张，所以观察患者舌脉，对早期发现肿瘤、判断预后均有参考意义。

（七）望耳郭

胃癌患者结节主要分布在食道、贲门、口区、对耳轮、胃等部位，形状有圆形、扁口形、条索状，少数呈片状隆起。

（八）望排出物

望排出物是观察患者的分泌物和排泄物，这里重点介绍痰涎、呕吐物和二便的望诊。

1.望痰涎 浊重毒轻者，痰多，色白黏腻或呈泡沫状，咯吐不爽；浊毒并重者，痰色黄或白，黏浊稠厚，排吐不利；毒重浊轻者，痰黄，黏稠难咳。

2.望呕吐物 浊重毒轻者，呕吐物多为清水痰涎；浊毒并重者，呕吐物多为酸腐不化之谷物；毒重浊轻者，多为干呕。

3.望二便 若浊重毒轻，大便溏滞不爽，溲浑浊；若浊毒并重，溲黄赤；若毒重浊轻，溲涩赤。

二、闻诊

闻诊包括听声音和嗅气味两个方面的内容，是医者通过听觉和嗅觉了解由病体发出的各种异常声音和气味，以诊察病情。

（一）听声音

听声音，主要是听患者言语气息的高低、强弱、清浊、缓急等变化，以及咳嗽、呕吐、呃逆、嗳气等声响，以分辨病情的寒热虚实。

1.正常声音 由于人们性别、年龄、身体等形质禀赋之不同，正常人的声音各不相同。在现实生活中，男性多声低而浊，女性多声高而清，儿童则声音尖利清脆，老人则声音浑厚低沉，但其共同特点为发声自然，音调和畅，刚柔相济。

2.病变声音 指疾病反映于声音上的变化。一般来说，在正常生理变化范围之外以及个体差异以外的声音，均属病变声音。

（1）声音嘶哑：患者突然感到声音嘶哑，伴有流涕、咽痛，多是外感风寒、肺气不宣（喉及声带炎症）；声嘶渐起，逐日加重，多预后不良。

（2）呻吟：胃癌患者疼痛时异常痛苦，常常呻吟，应仔细询问并分析病因，及时处理。

（3）嗳气：浊毒内蕴、胃失和降引起气体自胃向上，出于喉间而发声的症状。胃癌早期、中期、晚期均可出现嗳气，早期患者嗳气有力，多正气不虚，而晚期或放化疗后嗳气低沉不畅，正气多虚，遣方用药当分虚实。

（4）呃逆：有气上逆从咽喉出，发出一种不自主的冲击声音，呃呃连声，称为呃逆。胃癌晚期患者多发生呃逆，有时一连多日不能缓解，多为侵犯膈肌或刺激膈神经而产生的膈肌痉挛。

（5）呕吐：有声有物称为呕；有物无声称为吐，如吐酸水、吐苦水等；干呕是指欲吐而无物有声，或仅呕出少量涎沫。临床统称为呕吐。浊毒之邪侵袭胃部，导致胃失和降，胃气上逆，临床上可表现为呕吐。若浊重毒轻，吐势较缓，声音较弱；若浊毒并重，吐势较急，声音响亮；若毒重浊轻，临床上多闻及干呕之声。胃癌患者的呕吐物多为未消化的食物，若出现呕血，说明胃内有出血或瘀血。除胃癌本身引起呕吐外，一些抗肿瘤的化学药物治疗或放射线治疗也常引起胃肠道反应，恶心呕吐。此时配合中药和胃降逆，可以减轻和预防呕吐。

（二）嗅气味

嗅气味，主要是嗅患者病体、排出物等的异常气味，以了解病情，判断疾病的寒热虚实。

1.病体气味　胃癌患者合并感染，癌瘤溃烂，可发出恶臭气味。胃癌癌瘤局部侵蚀和溃破，口中腐秽酸臭是胃内有热，或宿食停滞。浊毒之邪侵袭胃肠，患者口中发出臭秽之气；浊毒之邪侵袭肝胆，临床上可表现为汗出色黄而带有特殊的臭气；浊毒之邪侵袭肺脏，患者呼气时可闻到臭秽气味；浊毒之邪侵袭皮肤，导致皮肤溃烂流脓水，可闻及身臭。

2.排出物气味　浊毒之邪袭胃，呕吐物气味臭秽；浊毒之邪侵袭肾及膀胱，小便多臊臭；浊毒之邪侵袭大肠，大便多恶臭。

三、问诊

问诊是中医诊断疾病的一种重要手段。问诊内容，除一般询问资料如年龄、籍贯、婚姻、职业、家族史、个人既往史及工作环境、性格、嗜好与习惯之外，主要是询问患者的发病经过，主要症状特点和治疗过程及效果等。先参照"十问歌诀"（一问寒热二问汗，三问头身四问便，五问饮食六问胸，七聋八渴俱当辨，九问旧病十问因，再兼服药参机变，妇女尤问经带产，小儿当问麻疹斑），结合胃癌的特点，简述如下：

1.问寒热　临床上大多数胃癌患者的发热与癌热无关，也可由感染引起，后者在感染控制后，发热则退。但有些胃癌晚期患者，发热不退，可能由于癌瘤坏死破溃，分解毒素被吸收引起发热；高热不恶寒反恶热，欲去衣被，为里实热证，多见于胃癌患者感染后；午后低热，五心烦热多见于胃癌晚期患者；胃阴不足且累及肝肾，也可见于浊毒内结者；夜热早凉者，多为阴血亏虚之证，也可见于瘀血内阻者。

2. 问出汗　胃癌患者发热时，必须要问有汗无汗，发热恶寒无汗多为外感风寒之表实证；发热恶寒有汗，汗出而热不退，多为表虚或热邪偏盛。

（1）自汗：多属阳虚气虚，常见于胃癌晚期患者和胃癌手术切除后。

（2）盗汗：多属阴虚，多见于放疗患者。

（3）头面汗出：胃癌患者仅仅出现头额冷汗不止而呼吸急促困难，多属阳气欲脱的先兆。

（4）手心汗出：多属中焦湿热所致，也可见于高热或体质虚弱者。

（5）冷汗：胃癌患者汗出如油，冷汗淋漓，为阴阳离决之恶候，又称为"绝汗"。

3. 问头身

（1）头痛：胃癌患者如果头痛不发热，痛无休止，日益加重，多为浊毒上攻，应警惕有无脑转移癌，尤其伴有严重呕吐者。而在放射线治疗、化学药物抗癌治疗中出现头痛时作，不伴寒热者，多为虚证的表现。

（2）身躯疼痛：胃癌患者多全身疼痛，乏力少气；若骨痛明显，痛有定处，按之痛剧，活动受限多为癌肿之骨转移；胸骨后不适感，进食时胸骨后闷胀不通者多发于贲门部；若胁下满痛而身黄者为肝积（瘀黄），见于胃癌肝胆胰腺转移患者。

若腰背部如锥如刺，痛处不移，常为癌肿腰椎骨转移，或为肠系膜淋巴结向背部淋巴结转移的主要表现。

4. 问耳目　胃癌患者尤其是老年人多见耳鸣，多为肾虚精亏所致，而化疗也常常引起耳鸣，当辨虚实论治。晚期胃癌患者肝血亏虚，常出现视物不清等症状。

5. 问饮食与口味　问饮食、口味可了解胃癌患者病情程度和脾胃消化功能，以及营养状况和脏腑的虚实。

（1）胃癌患者出现吞咽不适或进行性吞咽困难，伴有消瘦等症状，是胃癌发于贲门的表现。

（2）食欲缺乏、厌食油腻是胃癌患者最常见、最早期出现的症状之一。顽固性食欲缺乏，伴有胃脘无规律疼痛，胃脘部可触及肿块，是胃癌患者病情发展的一个重要标准。

（3）口渴和饮水情况：口渴欲饮多为热，渴不欲饮多为寒，渴虽欲饮，漱而不咽多为瘀血，口渴而无苔，多为胃阴大伤，咽干而渴，不能多饮者多为肾阴亏虚。胃癌晚期滴水不入，是贲门梗阻的严重之证。放射线治疗后多表现咽干而渴，不能多饮可参考肾阴虚论治。

（4）口味：口苦者多为肝胆有热，口甜者多为脾胃湿热，口咸者多为肾经有热，口酸者多为消化不良或肝胃不和，口淡无味多为脾气虚弱，口中黏腻多为浊毒内蕴。

放疗、化疗过程中主要出现口苦、口甜、口淡无味等。

6. 问二便

（1）问大便：胃癌患者多见大便秘结，数日不大便；若大便并不干燥，但排便困难，多见于胃癌肠系膜淋巴转移或年老气虚。另外胃癌患者多有便血，大便色黑如柏油。

（2）问小便：胃癌患者小便不畅，可见于肾转移或前列腺肥大、前列腺癌等。癌症患者出现小便癃闭当急则治标，给浊毒以出路，促使其尽快排出体外。

总之，问诊是胃癌诊断的重要一环，应仔细询问，以便做出正确辨证。

四、切诊

切诊包括脉诊和按诊两部分内容，脉诊是按脉搏；按诊是在患者身躯上一定的部位进行触、摸、按压，以了解疾病的体表反应和内在变化，从而获得辨证资料的一种诊断方法。

（一）脉诊

脉诊，是医者以指腹按一定部位的脉搏诊察脉象。通过诊脉，体察患者不同的脉象，以了解病情，诊断疾病。

1. 正常脉象　古称平脉，是健康无病之人的脉象。正常脉象的形态是三部有脉，一息四至（相当于 72 ～ 80 次 / 分），不浮不沉，不大不小，从容和缓，柔和有力，节律一致，尺脉沉取有一定力量，并随活动和气候环境的不同而有相应的正常变化。正常脉象有胃、神、根三个特点。

2. 病理性脉象　疾病反映于脉象的变化，叫作病脉。一般来说，除了正常生理变化范围以及个体生理特异之外的脉象，均称为病脉。

浊毒之邪侵犯肺，脉多濡缓或濡滑；浊毒之邪侵犯心包，脉象多滞；浊毒之邪侵犯膜原，脉象多缓；浊毒之邪侵犯脾胃，脉象多濡滑；浊毒之邪侵犯肠，脉象多滑数；浊毒之邪侵犯肝胆，脉象多弦滑数；浊毒之邪侵犯膀胱，脉象多表现为濡缓。

浊重毒轻者，脉多濡缓；浊毒并重者，脉多濡数；毒重浊轻，脉多滑数。

由于胃癌为本虚标实之病，在发病过程中病机复杂，脉象也往往以相兼脉的形式出现，晚期以沉细和缓为顺，若骤见滑、数、弦、大等脉象，多预后不良。

（二）按诊

按诊，就是医者用手直接触摸、按压患者体表某些部位，以了解局部的异常变化，从而推断疾病的部位、性质和病情轻重等情况的一种诊病方法。

1. **体位** 患者须采取仰卧位，全身放松，两腿伸直，两手放在身旁。医生站在患者右侧，右手或双手对患者进行切按。在切按腹内肿块或腹肌紧张度时，可令患者屈起双膝，使腹肌松弛，便于切按。

2. **注意事项** 按诊时，医者要体贴患者，手法轻巧，避免突然暴力，冷天要事先把手暖和后再行检查。一般先触摸，后按压，指力由轻到重，由浅入深。同时要嘱咐患者主动配合，随时了解患者的感觉，还要边检查边观察患者的表情变化了解其痛苦所在。按诊时要认真仔细，不放过任何一个与疾病有关的部位。

3. **浊毒证按诊内容** 浊毒证按诊主要是按腹部，主要了解腹部的凉热、软硬度，胀满、肿块、压痛等情况，以协助疾病的诊断与辨证。

（1）辨凉热：浊毒之邪侵袭胃脘，浊重毒轻，导致阳气郁于内而不达于外，按胃脘多表现为寒凉；毒重浊轻，按胃脘多表现为灼热。

（2）辨疼痛：若右胁肋按之疼痛，多为浊毒之邪侵袭肝胆；若胃脘部按之疼痛，多为浊毒之邪侵袭胃；若左下腹按之疼痛，多为浊毒之邪侵袭大肠；若右下腹按之疼痛，反跳痛且肌紧张，多为浊毒之邪侵袭阑尾。

（3）辨腹胀：腹部胀满，按之有充实感觉，有压痛，叩之声音重浊，为实满。腹部高度胀大，如鼓之状者，称为鼓胀。以手分置腹之两侧，一手轻拍，另一手可触到波动感，同时按之如囊裹水，且腹壁有凹痕者，为水鼓，多为浊毒之邪侵袭人体，导致体内水液代谢障碍。

（4）辨痞满：痞满是自觉心下或胃脘部痞塞不适和胀满的一种症状。脘部按之有形而胀痛，推之汩汩有声者，多为浊毒之邪作为致病产物，导致水停胃中。

（5）辨肿块：肿块的按诊要注意其大小、形态、硬度、压痛等情况。若胃脘部按之有肿物，压之不痛，推之不移，多考虑为浊毒之邪停滞胃脘，发生癌变；左小腹作痛，按之累累有硬块者，多为浊毒之邪袭肠，日久伤阴导致宿粪停于肠中。右小腹作痛，按之疼痛，有包块应手者，多为浊毒之邪袭肠，导致肠痈。

第二章 慢性胃炎的中医病因病机

慢性胃炎病位在胃，细究之应在胃膜（胃络），而与肝之疏泄、脾之升清、胃之降浊均有密切关系。胃主受纳，为水谷之海，以通为用，以降为顺；脾主运化，以升为常，两者共为后天之本，气血生化之源；肝属木，为刚脏，喜条达，主疏泄。胃之功用依赖于脾之运化、肝之疏泄，若情志不调、脾胃虚弱，或感受邪气，均可导致本病的发生。

一、病因

1. **脾胃虚弱** 脾胃虚弱多由于劳倦伤脾，素体虚弱，久病损伤脾胃，或者先天肾阳不足，胃失于温煦或年高体衰，脾虚胃缓均可引起脾胃虚弱或虚寒，使脾失运化，胃失温养，升降失常，出现胃痛、胀满等症，久之形成慢性胃炎。

2. **饮食因素** 暴饮暴食，饥饿失常；过食生冷，寒积胃脘；恣食肥甘、辛辣，过饮烈酒，致饮食停滞，损伤脾胃。寒凝阻络则气滞血瘀，湿热中阻则脾胃受困，日久损伤脾胃，形成胃炎。《兰室秘藏·中满腹胀》云"或多食寒凉，及脾胃久虚之人，胃中寒则胀满，或脏寒生满病"，"亦有膏粱之人，湿热郁于内而成胀满者"。

3. **情志因素** 肝主疏泄，性喜条达，忧思恼怒，情志不畅，肝郁气滞，疏泄失职，横逆犯胃，郁滞不行，不通则痛。故《沈氏尊生书》谓："胃痛，邪干胃脘病也。唯肝气相乘为尤甚。以木性暴，且正克也。"肝气久郁，化而为火，五脏之火又以肝火最为横暴，火性炎上，迫灼肝胃之痛往往经久不愈。忧思伤脾，脾气郁结，运化失常，水谷不化，也可见胃脘胀满之症。

二、病机

1. **病机特点** 脾胃虚弱为本，邪气干胃为标。

慢性胃炎临床表现多种多样，如胃脘部疼痛、胀满、痞满、痞塞、嗳气、嘈杂等，属中医"胃痞""嘈杂"等范畴。引起胃痛的病因非常复杂，有外感六淫，也有内伤七情及不节饮食等，根据中医"正气存内，邪不可干""邪之所凑，其气必虚"

及《金匮要略》中"若五脏元真通畅，人即安和""四季脾旺不受邪"等理论，可以认为慢性胃炎的病机特点是虚实夹杂，脾虚为本，邪气干胃为标。脾胃虚弱，多为脾胃气虚，部分可伴阴血不足；邪气包括六淫、饮食、痰浊、瘀血等。

2. 主要病机

（1）胃气壅滞：腑气以通为用，胃气主降，脾胃功能受损，胃气不降，阻滞于中焦，则胃脘胀满疼痛；气或聚或散，故胀痛走窜不定；胃气失降而上逆，则嗳气、欲吐；胃肠气滞则肠鸣、矢气频作，矢气或嗳气之后，阻塞之气机暂得通畅，故胀痛减轻；若气急阻塞严重，上不得嗳气，下不得矢气，气聚不散，则脘腹胀痛加剧；胃肠之气不降则大便秘结；苔黄，脉弦，为浊气内停，气机阻滞之象。

（2）湿浊中阻：脾喜燥恶湿，湿浊中阻，湿困脾阳，运化失职，水湿内停，脾气郁滞，则脘腹痞胀或痛，食少；脾失健运，湿滞气机，则口中黏腻无味；水湿下渗则见大便稀溏，湿性重浊，也可见到大便黏腻不爽；湿性重浊，泛溢肌肤，则见头身困重，肢体肿胀等；舌红，苔腻，脉濡或滑，同为湿浊中阻之象。

（3）浊犯肝胃：情志不遂，肝失疏泄，肝气横逆犯胃，胃气郁滞，则胃脘、胸胁胀满疼痛，走窜不定；胃气上逆而见呃逆、嗳气；肝失条达，情志失调，则见精神抑郁，善太息；木郁作酸，肝气犯胃，则吞酸嘈杂；胃不主受纳，则不思饮食；肝气郁滞，则可见大便不爽；舌红，苔薄黄，脉弦滑，为肝气郁滞，肝气犯胃之象。

（4）浊毒内蕴：胃病日久，湿浊之气留滞于中焦，郁久化热，则见胃脘胀满，胀痛灼热；湿热浊毒之气耗伤气阴，则见口干口苦；浊气犯胃，胃失和降，胃气上逆，则见恶心呕吐；胃气受浊毒影响，不主受纳，则见纳呆；中焦气机阻滞，浊毒内蕴，阳气不能输布于体表四肢，则见怕冷；浊毒之气内蕴于中焦脏腑，气机不通，可见大便不爽或便溏；舌红或紫红，苔黄腻，脉滑或滑数，为浊毒内蕴，湿热中阻之象。

（5）浊毒壅盛：湿浊之气郁滞于中焦，日久郁而化热，蕴热为毒，灼伤真阴，阴液不能上蒸于口，故见口干口苦；中焦气机郁滞，故见脐腹胀满疼痛；浊毒壅盛，上扰清窍，故见心烦躁扰，头晕胀痛，寐差；浊毒壅盛，中焦气机不通，湿浊之气壅滞，故见大便秘结不通，小便短赤或黄；舌紫红，苔黄厚腻，脉滑数或弦滑数，均为湿热中阻，浊毒壅盛之象。

（6）瘀血内结：脾胃病日久常见瘀血内结之象。瘀血阻滞，则可见胃脘部刺痛，痛有定处，以夜间为甚；血瘀日久伤阴，阴伤则燥，胸满口燥，面色黧滞也较为常见；舌质紫或紫黯，或有瘀点、瘀斑，脉弦涩，均为瘀血内结之象。

（7）毒热伤阴：胃病日久，毒热盛，耗伤阴液，常出现阴伤之象。胃阴不足，虚热内生，热郁于胃，气失和降，则见胃脘胀满、灼痛，嘈杂不舒，痞满不适；胃失阴滋，纳化迟滞，则饥不欲食或食少；胃阴亏耗，阴津不能上滋，则口燥咽干；不能下润，则大便秘结，小便短少；舌红少津，苔少或花剥，脉弦细或细数，是毒热内结，耗伤胃阴之象。

（8）脾胃虚弱：素体虚弱或浊毒日久伤脾，导致脾胃功能虚弱者在临床上也较为常见。脾胃功能虚弱，脾失健运，胃失和降，脾胃气机壅滞于中焦，则见胃脘部胀满或隐痛，胃部喜按喜暖；脾胃虚弱，其受纳腐熟水谷及运化功能失司，则见食少；气血生化乏源，机体失于濡养，则见气短，懒言，口淡，乏力，大便稀溏等；舌质淡，边有齿痕，脉细弱，均为浊毒伤脾，脾胃虚弱之象。

第三章　慢性胃炎的现代医学认识

第一节　慢性胃炎概述

慢性胃炎是指由胃内各种刺激因素引起的胃黏膜的炎症反应。生理性炎症是胃黏膜屏障的组成部分之一，但当炎症使胃黏膜屏障及胃腺体结构受损，则可出现中上腹疼痛、消化不良、上消化道出血甚至癌变。其临床症状无特异性，确诊要靠胃黏膜活组织的病理检查。本病在临床上十分常见，其发病率在各种胃病中居首位，占门诊胃镜检查的 80% ~ 90%。40 岁以上多见，发病率随年龄的增长而增高，男性多于女性。

慢性胃炎的分型较多，按病因分为原发性与继发性两种。继发性胃炎指继发于胃其他疾病的胃炎，如手术后胃炎。原发性胃炎又分为慢性非萎缩性胃炎、慢性萎缩性胃炎和特殊型胃炎（如化学性、放射性等）。

慢性萎缩性胃炎是慢性胃炎的一种类型，呈局限性或广泛性的胃黏膜固有腺萎缩（数量减少，功能降低），常伴有肠上皮化生及炎性反应，其诊断主要依靠胃镜发现和胃黏膜活组织检查的病理所见。随着年龄的增长，本病的发生率也随之增高，病变程度也越重，故有人认为慢性萎缩性胃炎是中老年胃黏膜的退行性病变，是一种"半生理"现象。胃癌高发区慢性萎缩性胃炎的发病率比低发区高。早在 1973 年，Strickland 等根据萎缩性胃炎血清免疫学检查与胃内病变的分布，将其分为 A 型与 B 型两个独立的类型。A 型萎缩性胃炎病变主要见于胃体部，多弥漫性分布，胃窦黏膜一般正常，血清壁细胞抗体阳性，血清胃泌素增高，胃酸和内因子分泌减少或缺少，易发生恶性贫血，又称为自身免疫性胃炎。B 型萎缩性胃炎病变多见于胃窦部，呈多灶性分布，血清壁细胞抗体阴性，血清胃泌素多正常，胃酸分泌正常或轻度减低，无恶性贫血，较易并发胃癌，这是一种单纯性萎缩性胃炎。此后，Glass 将同时累及胃窦、胃体的萎缩性胃炎称为 AB 型。

慢性胃炎无典型及特异的临床症状，大多数患者表现为消化不良的症状，如食欲减退、恶心、嗳气、泛酸、上腹部饱胀或钝痛等，少数患者可发生上消化道出血、消瘦、贫血、脆甲、舌炎或舌乳头萎缩等。

由于本病发病率高，且临床上常反复发作，不易治愈，又与胃癌的发生关系密切，因而慢性萎缩性胃炎越来越受到人们的重视。

第二节　胃的解剖和生理

胃分为贲门胃底部、胃体部、幽门部三个区域。胃壁从外向内分为浆膜层、肌层、黏膜下层和黏膜层。胃的韧带包括胃膈韧带、胃脾韧带、肝胃韧带、胃结肠韧带和胃胰韧带。胃的动脉来自于腹腔动脉干。胃大弯动脉弓由胃网膜左动脉和胃网膜右动脉构成，前者来自于脾动脉，后者来自于胃及十二指肠动脉。胃小弯动脉弓由胃左动脉和胃右动脉构成，前者来自于腹腔动脉干，后者来自于肝固有动脉。胃短动脉和胃后动脉均来自于脾动脉。胃的静脉与同名动脉伴行，最后汇入门静脉。胃黏膜下淋巴管网非常丰富。胃周围淋巴依据主要引流方向分为4群：①胃小弯上部淋巴液引流到腹腔淋巴结群；②胃小弯下部淋巴液引流到幽门上淋巴结群；③胃大弯右侧淋巴液引流到幽门下淋巴结群；④胃大弯上部淋巴液引流到胰脾淋巴结群。胃的运动神经包括交感神经和副交感神经。胃的副交感神经来自左、右迷走神经。迷走神经分布至胃的终末支以鸦爪状进入胃窦，临床上作为高选择性胃迷走神经切断术的标志。

1. 胃的生理　胃具有运动和分泌两大功能，通过其接纳、储藏食物，将食物与胃液研磨、搅拌、混匀，初步消化，形成食糜并逐步分次排入十二指肠。此外。胃黏膜还有吸收某些物质的功能。

2. 胃的运动　食物在胃内的储藏、混合、搅拌及有规律的排空，主要由胃的肌肉运动参与完成。胃的蠕动波起自胃体通过幽门，胃窦部肌层较厚，增强了远端胃的收缩能力，幽门发挥括约肌作用，调控食糜进入十二指肠。胃的电起搏点位于胃底近大弯侧的肌层，有规律地发出频率约为3次/分的脉冲信号（起搏电位），该信号沿胃的纵肌层传向幽门。每次脉冲不是都引起肌肉蠕动收缩，但脉冲信号决定了胃蠕动收缩的最高频率。随起搏电位的到来，每次收缩都引起胃内层环状肌的去极化。食糜进入漏斗状的胃窦腔，胃窦的收缩蠕动较胃体更快而有力，每次蠕动后食糜进入十二指肠的量取决于蠕动的强度与幽门的开闭情况。幽门关闭，食物在胃内往返运动；幽门开放时，每次胃的蠕动将5～15mL食糜送入十二指肠。空胃腔的容量仅为50mL，但在容受性舒张状态下，可以承受1000mL而无胃内压增高。容受性舒张是迷走神经感觉纤维介导的主动过程。进食后的扩张刺激引发蠕动，若干因素影响到胃蠕动的强度、频率及胃排空的速度。胃的迷走反射加速胃蠕动；进食的量与质对于排空亦起调节作用，食物颗粒小，较少需研磨，比大颗粒食物排空为快；十二指肠壁的受体能够感受食糜的渗透浓度与化学成分，当渗透量（压）大于200mmol/L时迷走肠胃反射被激活，胃排空延迟；不少胃肠道激素能够对胃的运动进行精细调节，促胃液素能延迟胃的排空。

3. 胃液分泌 胃腺分泌胃液，正常成人每日分泌量为1500～2500mL，胃液的主要成分为胃酸、胃酶、电解质、黏液和水。壁细胞分泌盐酸，而非壁细胞的分泌成分类似细胞外液，略呈碱性，其中钠是主要的阳离子。胃液的酸度决定于上述两种成分的配合比例，并和分泌速度、胃黏膜血液流速有关。胃液分泌分为基础分泌（或称消化间期分泌）和餐后分泌（即消化期分泌）。基础分泌是指不受食物刺激时的自然胃液分泌，其量较小。餐后胃液分泌明显增加，食物是胃液分泌的自然刺激物，餐后分泌可分为三个时相：①迷走相（头相）：食物经视觉、味觉、嗅觉等刺激兴奋神经中枢，兴奋经迷走神经下传至壁细胞、主细胞、黏液细胞，使其分泌胃酸、胃蛋白酶源和黏液；迷走神经兴奋还使G细胞分泌促胃液素、刺激胃黏膜肥大细胞分泌组胺，进而促进胃酸分泌。这一时相的作用时间较短，仅占消化期分泌酸量的20%～30%。②胃相：指食物进入胃以后引起的胃酸分泌，包括食物对胃壁的物理刺激（扩张）引起的迷走长反射和食物成分对胃黏膜的化学刺激造成的胃壁内短碱反射通路。在胃相的胃酸分泌中，促胃液素介导的由食物成分刺激引起的胃酸分泌占主要部分，当胃窦部的pH < 2.5时，促胃液素释放受抑制；pH达到1.2时，促胃液素的分泌完全停止，对胃酸及促胃液素分泌起负反馈调节作用。胃窦细胞分泌的生长抑素也抑制促胃液素的释放。如果手术使得正常的壁细胞黏膜与胃窦黏膜的关系改变，酸性胃液不流经生成促胃液素的部位，血中促胃液素可增加很多，促使胃酸分泌，伴明显酸刺激。③肠相：指食物进入小肠后引起的胃酸分泌，占消化期胃酸分泌量的5%～10%。包括小肠膨胀及食物中某些化学成分刺激十二指肠和近端空肠产生肠促胃液素，促进胃酸分泌。进入小肠的酸性食糜能够刺激促胰液素、胆囊收缩素、抑胃肽等的分泌。小肠内的脂肪能抑制促胃液素的产生，使胃液分泌减少。消化期胃酸分泌有着复杂而精确的调控机制，维持胃酸分泌的相对稳定。

第三节 慢性胃炎流行病学

由于多数慢性胃炎患者无任何症状，因此难以获得确切的患病率。估计慢性胃炎患病率大致与当地人群中 Hp 感染率平行，可能高于或略高于 Hp 感染率。Hp 现症感染者几乎均存在慢性胃炎。除 Hp 感染外，胆汁反流、药物、自身免疫性等因素也可引起慢性胃炎。

慢性胃炎特别是慢性萎缩性胃炎的患病率一般随年龄增加而上升。这主要与 Hp 感染率随年龄增加而上升有关，萎缩、肠上皮化生（以下简称"肠化"）与"年龄老化"也有一定关系。这也反映了 Hp 感染产生的免疫反应导致胃黏膜损伤所需的演变过程。

慢性胃炎人群中，慢性萎缩性胃炎的比例在不同国家和地区之间存在较大差异，一般与胃癌的发病率呈正相关。慢性萎缩性胃炎的发生是 Hp 感染、环境因素和遗传因素共同作用的结果。在不同国家或地区的人群中，慢性萎缩性胃炎的患病率大不相同；此差异不但与各地区 Hp 感染率差异有关，也与感染的 Hp 毒力基因差异、环境因素不同和遗传背景差异有关。胃癌高发区慢性萎缩性胃炎的患病率高于胃癌低发区。

我国慢性萎缩性胃炎的患病率较高，内镜下肉眼观察和病理诊断的符合率有待进一步提高。2011 年，由中华医学会消化内镜学分会组织开展了一项横断面调查，纳入包括 10 个城市、30 个中心，共计 8907 例有上消化道症状、经胃镜证实的慢性胃炎患者。结果表明，在各型慢性胃炎中，慢性非萎缩性胃炎最常见（59.3%），其次是慢性非萎缩或萎缩性胃炎伴糜烂（49.4%），慢性萎缩性胃炎比例高达 23.2%（但多为轻度）。胃窦的 H.pylori 阳性率为 33.5%，胃体为 23.0%；胃窦病理提示萎缩者占 35.1%，高于内镜提示萎缩的比例（23.2%）；伴肠化者占 32.0%，上皮内瘤变与异型增生占 10.6%。研究表明，我国目前慢性萎缩性胃炎的发病率较高，内镜和病理诊断的符合率有待进一步提高。

第四节　慢性胃炎的病因

西医学认为，慢性胃炎的病因迄今尚未完全阐明。一般认为物理性、化学性有害因素反复作用于易感人体即可引起胃黏膜慢性炎症。已经明确的病因包括以下几方面。

1.幽门螺杆菌感染　幽门螺杆菌（Helicobacter pylori，Hp）感染是慢性胃炎的一个重要病因，Hp 有鞭毛，在胃内可穿过黏液层，移向胃黏膜，因为黏附素而贴紧于上皮细胞，长期定居于胃黏膜小凹处及其邻近上皮细胞表面繁殖，不易去除。在活动性胃炎中，胃黏膜的炎症越重，Hp量越多。①Hp含尿素酶能分解尿素产生氨，既能保持细菌周围的中性环境，又能损害上皮细胞膜。②含有空泡毒素蛋白，使上皮细胞受损。③细胞毒素相关基因蛋白能引起强烈的炎症反应。④菌体胞壁还可作为抗原产生免疫反应。以上因素可导致胃黏膜的慢性炎症。Hp作为慢性胃炎的病原菌，其致病因素可能包括：Hp产生的尿素酶、胃蛋白酶、细胞毒素等。Hp感染后通过上述致病因素的作用，其胃黏膜屏障受损，黏膜细胞变性，大量中性粒细胞浸润可形成腺窝脓肿，从而使腺体的再生受到极大影响。

2. 十二指肠液反流　幽门括约肌功能失调可使十二指肠液反流，而十二指肠液中含有胆汁、肠液和胰液。胆盐可减低胃黏膜屏障对抗氢离子通透的功能，胆盐在胃窦部刺激G细胞、胃泌素，增加胃酸分泌。H^+通过损伤的黏膜反弥散进入胃黏膜引起炎症变化，H^+也能刺激细胞使组胺分泌增加，引起胃壁血管扩张及瘀血，炎症渗出增多，使得慢性炎症持续存在并形成恶性循环，这也是慢性胃炎难治的原因之一。目前认为，幽门括约肌的正常功能与促胰液素、胆囊收缩素及胃泌素之间的平衡密切相关。当胃泌素分泌增加，而胆囊收缩素分泌减少或相对减少时，产生平衡失调，导致幽门括约肌功能不全，从而使十二指肠液反流入胃。

3. 年龄因素和胃黏膜营养因子缺乏　老年人的胃黏膜常见黏膜小血管扭曲，小动脉壁玻璃样变性，管腔狭窄。这种胃局部血管因素可使黏膜营养不良、分泌功能下降和屏障功能降低，可视为老年人胃黏膜退行性改变。

长期消化吸收不良、食物单一、营养缺乏均可使胃黏膜修复再生功能降低，炎症慢性化，上皮增殖异常及胃腺萎缩。

4. 自身免疫因素　胃体腺壁细胞除分泌盐酸外，还分泌一种黏蛋白，称为内因子。它能与食物中的维生素B_{12}（外因子）结合形成复合物，使之不被消化酶消化，到达回肠后，维生素B_{12}得以吸收。

当体内出现针对壁细胞或内因子的自身抗体时，自身免疫性的炎症反应导致壁细胞总数减少、泌酸腺萎缩、胃酸分泌降低；内因子减少可导致维生素B_{12}吸收不良，出现巨幼红细胞性贫血，称之为恶性贫血。本病在北欧发病率较高。

5. 海尔曼螺杆菌感染　在慢性胃炎患者中，海尔曼螺杆菌的感染率为0.15%～0.20%。与Hp感染相比，海尔曼螺杆菌感染者胃黏膜炎性反应程度较轻，根除海尔曼螺杆菌也可使胃黏膜炎性反应消退。海尔曼螺杆菌感染也可引起胃黏膜相关淋巴样组织（Mucosa-Associated Lymphoid Tissue，MALT）淋巴瘤。

6. 胃黏膜损伤因子　长期服用非甾体消炎药物（如水杨酸盐和保泰松），食物过冷、过热、过酸、过辣、过咸，或经常暴饮暴食，长期饮用浓茶，长期酗酒、吸烟等均可引起慢性胃炎。烟草可直接作用于胃黏膜，也可通过胆汁反流而致病。酒精饮料可致胃黏膜产生红斑和糜烂损伤，酒精不仅增加 H^+ 反弥散，破坏黏膜内和黏膜下的正常组织结构，也可损伤正常的能量代谢，从而破坏细胞功能。此外，酒精可刺激胃酸分泌而加重胃黏膜损伤。但也有学者认为，辣椒能促使胃黏膜合成和释放前列腺素，继而具有细胞保护功能。

第五节　慢性胃炎的内镜及病理诊断

1. 内镜诊断　慢性胃炎的内镜诊断，是指内镜下肉眼或特殊成像方法所见的黏膜炎性变化，需与病理检查结果结合做出最终判断。慢性萎缩性胃炎的诊断有内镜诊断和病理诊断，而内镜下判断的萎缩与病理诊断的符合率较低，确诊应以病理诊断为依据。内镜下将慢性胃炎分为慢性非萎缩性胃炎（即旧称的慢性浅表性胃炎）及慢性萎缩性胃炎两大基本类型。如同时存在平坦或隆起糜烂、出血、黏膜皱襞粗大或胆汁反流等征象，则可依次诊断为慢性非萎缩性胃炎或慢性萎缩性胃炎伴糜烂、胆汁反流等。根据病变分布，内镜下慢性胃炎可分为胃窦炎、胃体炎、全胃炎胃窦为主或全胃炎胃体为主。

慢性非萎缩性胃炎内镜下可见黏膜红斑、黏膜出血点或斑块，黏膜粗糙伴或不伴水肿及充血渗出等基本表现。其中糜烂性胃炎有两种类型，即平坦型和隆起型，前者表现为胃黏膜有单个或多个糜烂灶，大小从针尖样到最大径为数厘米不等；后者可见单个或多个疣状、膨大皱襞状或丘疹样隆起，最大径 $5 \sim 10mm$，顶端可见黏膜缺损或脐样凹陷，中央有糜烂。慢性萎缩性胃炎内镜下可见黏膜红白相间，白相为主，皱襞变平甚至消失，部分黏膜血管显露；可伴有黏膜颗粒或结节状等表现。特殊类型胃炎的内镜诊断，必须结合病因和病理。特殊类型胃炎的分类与病因、病理有关，包括化学性、放射性、淋巴细胞性、肉芽肿性、嗜酸细胞性及其他感染性疾病所致者等。

放大内镜结合染色对内镜下胃炎病理分类有一定帮助。放大胃镜结合染色，能清楚地显示胃黏膜微小结构，对胃炎的诊断和鉴别诊断及早期发现上皮内瘤变和肠化具有参考价值。目前亚甲基蓝染色结合放大内镜对肠化和上皮内瘤变仍保持了较高的准确率。苏木精、靛胭脂染色也显示了对于上皮内瘤变的诊断作用。

内镜电子染色技术结合放大内镜对慢性胃炎诊断及鉴别诊断有一定价值。共聚焦激光显微内镜可以实时观察胃黏膜的细微结构，对于慢性胃炎以及肠化和上皮内瘤变与活组织检查诊断一致率较高。电子染色结合放大内镜对于慢性胃炎以及胃癌前病变具有较高的敏感度和特异度，但其具体表现特征及分型尚无完全统一的标准。共聚焦激光显微内镜等光学活组织检查（以下简称"活检"）技术对胃黏膜的观察可达到细胞水平，能够实时辨认胃小凹、上皮细胞、杯状细胞等细微结构变化，对慢性胃炎的诊断和组织学变化分级（慢性炎性反应、活动性、萎缩和肠化）具有一定的参考价值。同时，光学活检可选择性对可疑部位进行靶向活检，有助于提高活检取材的准确性。活检应根据病变情况和需要，取 2 块或更多。内镜医师应向病理医师提供取材部位、内镜所见和简要病史等资料。有条件时，活检可在色素或电子染色放大内镜引导下进行。活检重点部位应位于胃窦、胃角、胃体小弯侧及可疑病灶处。

2. 病理诊断　慢性胃炎的病理改变主要表现为炎性细胞浸润，白细胞游走，各种细胞的管型，腺体萎缩，纤维化及肠上皮化生等。以急性炎性细胞（中性粒细胞）浸润为主时称为急性胃炎，以慢性炎性细胞（单个核细胞，主要是淋巴细胞、浆细胞）浸润为主时称为慢性胃炎。当胃黏膜在慢性炎性细胞浸润同时见到急性炎性细胞浸润时称为慢性活动性胃炎。浅表性及萎缩性胃炎又有所不同，浅表性胃炎主要局限在胃黏膜的上 1/3，不影响腺体，肉眼可见黏膜充血水肿伴有渗出，见于胃窦，重者可见糜烂出血；而萎缩性胃炎的病理变化波及黏膜全层，主要病理变化是萎缩、减少，炎症蔓延广泛，大量腺体破坏，使整个胃黏膜萎缩变薄，称为胃萎缩。萎缩性胃炎有肠上皮化生，重者导致不典型增生，即所谓的癌前病变。各种病因所致的胃黏膜炎性反应称为胃炎。

第六节　慢性胃炎的诊断

一、临床表现

（一）症状

慢性胃炎无典型与特异性的临床症状，临床症状与病变程度也不相一致。首先主要表现为持续的上腹不适、饱胀、钝痛、烧灼痛，无明显节律性，一般进食后较重；其次为食欲下降、泛酸、恶心等消化不良症状。这些症状用抗酸剂及解痉剂不能缓解。有胃黏膜糜烂者可出现少量出血及黑便，长期者尤其是萎缩性胃炎患者则有贫血症状。不同类型的慢性胃炎其临床表现各有侧重。

1. 慢性浅表性胃炎　尤以胃窦部炎症为主，大多表现为上腹部胀痛、隐痛、钝痛或灼痛，多数在餐后出现，因情绪波动、劳累过度、气候变化及饮食不慎等因素而加重。上腹痛可引起恶心、呕吐、大便不正常等胃肠道激惹症状。

2. 慢性萎缩性胃炎　主要表现为上腹部饱胀感，终日觉胃部饱胀，而与是否进食关系不大，食欲不振，食量减少，对含蛋白质、脂肪较多的食物难以消化，且容易引起腹泻。大便内常有不消化的脂肪粒、肌纤维与菜渣等。多伴有面色苍白、身体消瘦、体倦、乏力、头晕、失眠等症状。

（二）常见并发症

慢性胃炎病情较轻，除有些患者病程较长外，临床上并发症并不多见；某些萎缩性胃炎伴重度肠腺化生和（或）不典型增生者有癌变可能，慢性萎缩性胃炎的癌变率为 2.55% ～ 7%。所以，对于症状长期存在的慢性萎缩性胃炎患者，或本来病情较为稳定而突然出现明显变化的慢性萎缩性胃炎患者，应行胃镜检查与常规活检以确诊。

二、实验室检查

（一）胃镜检查

1. 浅表性胃炎的内镜表现　①充血性红斑：系慢性浅表性胃炎的主要表现，由于胃黏膜表层毛细血管充血所致。充血与不充血的黏膜交织呈现花斑状或条状，条状充血常见于皱襞隆起处。红斑的边缘模糊不清，但易与周围正常胃黏膜的橘红色相区别。充血性红斑多局限分布，但亦有弥漫性分布者。②水肿：可见胃黏膜肿胀湿润感，反光度增强，黏膜皱襞增厚且柔软，胃小凹明显。③红白相间：当充血性红斑与黏膜水肿交叉存在时，可出现红白相间，但白色处黏膜稍隆起，并以红色充血为主。④黏液增多：胃黏膜表面附着黏稠的灰白色或淡黄色黏液斑，多由破坏的黏膜组织、炎性渗出物与黏液组成，因水不易冲去，黏液斑仅在炎症明显时出现。⑤黏膜下出血：胃黏膜可出现斑点状、斑片状或条索状出血，可为鲜红色新鲜出血斑点或棕色陈旧性出血斑点。⑥糜烂：胃黏膜炎性剥脱，形成局限性或大片糜烂灶，糜烂面上常覆盖有附着性黏液斑。

2. 萎缩性胃炎的内镜表现　①失去正常黏膜的红色，代之以灰白色，且色调不均匀。②胃黏膜呈现明显的红白相间，有较大片的苍白区。③黏膜皱襞细小，甚至平坦，反光度增强，黏膜下血管显露。④有时可见散在不规则的颗粒或结节，为增生性改变。⑤杂以浅表性炎症或糜烂出血。以上表现常呈局灶性分布。

3. 疣状胃炎的内镜表现　胃黏膜上形成大小、数目不等的圆形或类圆形的隆起性病灶，主要发生在胃窦部，但在胃底和胃体也可看到。常沿皱襞嵴呈链状排列，大小一般为 4～10mm，高度一般≤5mm，病灶表面糜烂，中央凹陷，有时覆盖有血痂、灰白色或黄色分泌物，一般与周围黏膜分界清楚。活动期周围黏膜有充血、水肿等炎性反应；愈合后中心凹陷处则覆盖正常黏膜。Kawai 将其分为两型：①未成熟型：隆起基底部逐渐高起，隆起较低。病变易消失，一般不超过 3 个月，又称消失型。②成熟型：隆起高峻，中央凹陷较小而深，大多呈圆形。病变不易消失，隆起持续存在，又称持续型。与胃的淋巴瘤或转移性病变酷似，所以多处活检是必须的。病理学检查见胃黏膜以淋巴细胞浸润为主。

4. 残胃炎的内镜表现　残胃炎在胃镜下残胃的黏膜充血、水肿、粗糙、脆弱、出血和糜烂等炎症表现，一览无遗，通常吻合口炎症更为严重，故胃镜常诊断为吻合口炎、残胃炎。

（二）胃酸的测定

浅表性胃炎胃酸分泌可正常或轻度降低，而胃体萎缩性胃炎胃酸明显降低，其泌酸功能随胃萎缩、肠腺化生程度的加重而降低。

1. 五肽胃泌素　五肽胃泌素为白色或类白色粉末。本品能促进胃酸、胃蛋白酶及内因子的分泌，其促胃酸分泌作用相当于内源性胃泌素的 1/4，作用可持续 10～40 分钟。临床上主要用于胃酸分泌功能的检查。

2. 24 小时胃内 pH 连续监测　胃内 24 小时 pH 监测临床多用于观察胃、十二指肠酸相关性疾病及胃、十二指肠、胆管手术后胃内 pH 值变化。

（三）蛋白酶原的测定

萎缩性胃体炎血清胃蛋白酶原明显降低，与活组织病理检查结果常常吻合。因此，胃蛋白酶原活性诊断及随访有一定意义。

（四）胃泌素的测定

胃泌素是一种重要的胃肠激素，主要由 G 细胞分泌。G 细胞是典型的开放型细胞，以胃窦部最多，其次是胃底、十二指肠和空肠等处。A 型萎缩性胃炎胃泌素常呈高分泌状态，而 B 型萎缩性胃炎胃泌素常呈低分泌状态。

（五）内因子测定

泌酸腺的壁细胞除分泌盐酸外，还分泌糖蛋白，称为内因子。内因子可与进入胃内的维生素 B_{12} 结合而促进其吸收；若胃黏膜病变加重，内因子分泌减少，进而影响维生素 B_{12} 的吸收。

三、其他检查

（一）胃运动功能检测

胃压测定术，通过液压毛细管灌注系统测定食管各段及胃－十二指肠压。胃轻瘫患者餐后相位收缩减少，餐前、餐后幽门活动增强，幽门痉挛，胃－十二指肠活动不协调。胃运动功能障碍时，胃内压较低，胃内气囊容积较正常胃明显增大，同时有张力受损的表现。

（二）X线钡餐检查

用气钡双重造影显示胃黏膜细微结构时，萎缩性胃炎可出现胃黏膜皱襞相对平坦、减少甚至消失。胃窦胃炎X线征表现为胃窦黏膜呈钝锯齿状及胃窦部痉挛或幽门前段持续性向心性狭窄、黏膜粗乱等。疣状胃炎X线表现为胃窦部有结节状粗大皱襞，某些皱襞结节的中央有钡斑。X线钡餐检查诊断慢性胃炎常常不准确也不全面，但在排除某些恶性病灶如浸润性胃癌，以及了解胃动力等方面，胃镜无法取代。

第八节　慢性胃炎的鉴别诊断

一、消化性溃疡

消化性溃疡虽也有上腹痛、嗳气、恶心、呕吐等症状，但溃疡病疼痛发生往往有周期性与节律性，通过胃肠X线钡餐检查或胃镜检查可以区别。

二、胆囊炎与胆石症

二者有上腹部胀闷不适、嗳气不适等症状，其症状发生多与进食肥腻食物有关，上腹疼痛往往较明显，可放射至胁肋及背部；兼有发热与黄疸时则易分辨，可做B型超声波、腹部X线平片或胆囊造影等检查以明确。

三、胰腺炎

急性胰腺炎多为突然发作的腹痛腹胀，呈持续剧痛，痛时喜弯腰曲背。腹部压痛明显或有腹肌紧张。慢性胰腺炎诊断较困难，凡有腹痛、脂肪泻、消瘦、糖尿病者应考虑，可做血、尿淀粉酶检测，或腹部 CT 检查。

第九节　慢性胃炎的西医治疗策略

慢性胃炎西医尚无特效疗法，能找到病因者进行病因治疗，无症状者无须治疗。

一、一般治疗

慢性胃炎的一般治疗包括清除鼻腔、口腔部慢性感染灶，避免进食刺激性的食物与药物。应选择易消化无刺激的食物，少吃多餐，少吃过酸、过甜、脂肪性食物及饮料，忌烟酒、浓茶、咖啡等，进食应细嚼慢咽，纠正不良的饮食习惯，避免使用一切可能引起胃黏膜刺激的药物，如抗生素、NSAIDS 药物等。

二、药物治疗

1. 清除幽门螺杆菌（Hp）感染　对幽门螺杆菌感染有效的药物包括铋剂、克拉霉素、四环素、左氧氟沙星、甲硝唑、替硝唑、呋喃唑酮等。质子泵抑制剂对幽门螺杆菌有较强的抑制作用，能加强抗菌药物的杀菌活性。临床常用的一线根除幽门螺杆菌治疗方案包括铋剂加两种抗生素和质子泵抑制剂加两种抗生素，一线治疗失败后可选择铋剂加质子泵抑制药加两种抗生素的四联治疗方案。

2. 胃黏膜保护　慢性胃炎、黏膜萎缩、肠上皮化生明显者，以胃黏膜保护药应用为主，主要作用是促进黏液分泌和细胞再生，稳定细胞膜，增加内源性前列腺素 E_2，常用的胃黏膜保护药有硫糖铝、胶体果胶铋、铋与枸橼酸络合物、吉法酯、前列腺素类、瑞巴派特等。

3. 促进胃蠕动，减少肠液反流　消化不良、早饱为主要表现的病例，应用促动力药物，如甲氧氯普胺、多潘立酮、莫沙比利等治疗有助于改善症状，促进胃排空，有利于改善胃炎症状和预防复发。

4. 制酸剂和碱性药物 H_2 受体阻断药　①H_2 受体阻断药：如西咪替丁、雷尼替丁、法莫替丁，可口服给药或静脉给药。②质子泵抑制药：如奥美拉唑、兰索拉唑、雷贝拉唑、泮托拉唑等。

5. 稀盐酸和消化酶类　当腺体萎缩，黏膜屏障作用减退，胃酸消化酶分泌减弱时，可导致胃排空延迟，上腹胀满，使用消化酶类药物可改善消化不良症状，如达吉等。

6. 对伴缺铁性贫血者可补充铁剂，伴恶性贫血者可注射维生素 B_{12}。

7. 对于应用上述药物治疗无效且伴有精神症状者，可加用抗抑郁药物。

三、手术治疗

手术治疗一定要慎重，萎缩性胃炎和肠腺化生并不是手术指征，因为手术后残胃很容易发生残胃炎，甚至癌变。对于伴重度异型增生者可考虑手术切除。

第四章 慢性胃炎浊毒证的中医治疗

第一节 慢性胃炎浊毒证中医论治基本原则

经过多年临床观察，李老从发病机制上提出"浊毒理论"，从理论上阐明了胃癌前病变的病因病机，并以此为理论依据，制定了以"化浊解毒"为主治疗胃癌前病变的一整套严谨的治则、治法，为中医药治疗胃癌前病变提供了一条思路和方法。

第二节 慢性胃炎浊毒证辨证要点

一、辨主证

慢性胃炎的主证变化多样，以胃痛为主，按胃脘痛辨证，以痞胀为主，按痞满辨证，还有以纳呆、便溏、嗳气、泛酸等证为主，有时数证并见，则要根据具体症状分别辨证。

二、辨缓急

凡胃痛暴作，起病急者，多因外受寒邪，或恣食生冷，或暴饮暴食，以致寒伤中阳，或积滞不化，胃失和降，不通则痛；胃胀突发者，多因暴怒伤肝，肝气失于疏泄，胃络失和，或饮食失宜，食滞胃脘，胃失和降所致；凡胃痛胃胀渐发，起病缓者，多因脾胃虚，胃络失其气血温煦或土壅木郁，而致肝胃不和，气滞血阻。

三、辨虚实

胃痛而胀，大便闭结不通者多实，痛而不胀，大便不秘结者多虚；喜凉者多实，喜温者多虚，拒按者多实，喜按者多虚；食后痛胀甚者多实，饥则腹痛胀满者多虚；脉实气逆者多实，脉细弱者多虚；痛胀起病徐缓，按之濡软而不坚者多虚；新病体壮者多实，久病体衰者多虚。

四、望颜面五官

浊毒蕴结，郁蒸体内，上蒸于头面，而见面色粗黄、晦浊。若浊毒为热蒸而外溢于皮肤则见皮肤油腻，患者每有面部洗不净的感觉，给人一种秽浊之象。浊毒上犯清窍而见咽部红肿、咳吐黏稠之涎沫、涕浊等。

五、望舌苔

患者以黄腻苔多见，但因感浊毒的轻重不同而有所差别。浊毒轻者舌红，苔腻、薄腻、厚腻，或黄或白或黄白相间；浊毒重者舌质紫红、红绛，苔黄腻，或中根部黄腻。因感邪脏腑不同苔位亦异，如浊毒中阻者，苔中部黄腻；浊毒阻于肝胆者，苔两侧黄腻。苔色、苔质根据病情的新久而变，初感浊毒、津液未伤时见黄滑腻苔；浊毒日久伤津时则为黄燥腻苔。

六、脉象

浊毒证患者常见滑数脉，尤以右关脉滑数突出。临床以滑数、弦滑、弦细滑、细滑多见。病程短，浊毒盛者，可见弦滑、弦滑数脉。病程长、阴虚有浊毒者，可见细滑脉、沉细滑脉。但患者出现沉细脉时多为浊毒阻滞络瘀，而不应仅仅认为是虚或虚寒脉，如《金匮要略方论》所言："太阳病，关节疼痛而烦，脉沉而细者，此名湿痹。"又："诸积大法，脉来细而附骨者，乃积也。"说明细脉主湿浊主积而不主虚。

第三节　慢性胃炎浊毒证的辨证论治

一、胃气壅滞型

主要症状：脘腹痞胀疼痛，痛而欲吐，或腹胀痛剧，肠鸣走窜不定，矢气频作，矢气后胀痛减轻，或胀痛剧而无肠鸣矢气，大便秘结，舌红，苔厚，脉弦。

病机：浊蕴胃肠，气机阻滞。

治则：理气和胃，降逆消痞。

方药：木香 9g，枳实 15g，厚朴 15g，槟榔 15g，炒莱菔子 20g。

加减运用：胃气上逆，食入则吐，加生大黄、甘草；胃脘疼痛，加延胡索、白芷；嗳气，加石菖蒲、郁金、紫苏叶、黄连；食积滞气，嗳腐吞酸，加鸡内金、焦三仙、茵陈；呃逆，加丁香、柿蒂。

二、湿浊中阻型

主要症状：胃脘堵闷，肢体困重，纳呆，口中黏腻无味，大便溏或不爽，舌红，苔腻，脉濡或滑。

病机：湿浊内生，阻滞气机。

治则：除湿化浊，和胃消痞。

方药：石菖蒲 15g，郁金 12g，茯苓 15g，白术 9g，茵陈 15g，砂仁 15g，肉豆蔻 15g，苍术 15g。

加减运用：胸骨后隐痛，痰多，恶心加半夏、旋覆花、代赭石；胃灼热反酸，加乌贼骨、瓦楞粉、煅龙骨、煅牡蛎；呕吐，加半夏、降香。

三、浊犯肝胃型

主要症状：胃脘胀满或胀痛，胁肋胀满，嗳气，泛酸，善太息，遇烦恼郁怒则症状加重，精神抑郁，寐差，大便不爽，舌红，苔薄黄，脉弦滑。

病机：肝气不疏，肝胃不和。

治则：疏肝理气，和胃消痞。

方药：柴胡 15g，香附 12g，青皮 9g，荔枝核 15g，佛手 15g，绿萼梅 15g，八月札 15g，香橼 15g。

加减运用：腹胀满，加焦槟榔、炒莱菔子、大腹皮；浊阻气机，脘痞苔腻，加茯苓、泽泻、石菖蒲；气郁化火，胃中灼热，加黄芩、黄连、生石膏；寐差，加合欢皮、夜交藤。

四、浊毒内蕴型

主要症状：胃脘胀满，胀痛灼热，口干口苦，恶心呕吐，纳呆，怕冷，小便黄，大便不爽或便溏，舌红或紫红，苔黄腻，脉滑或滑数。

病机：湿热中阻，浊毒内蕴。

治则：化浊解毒，和胃消痞。

方药：黄芩12g，黄连12g，黄柏12g，蒲公英12g，生石膏30g，茵陈15g，藿香15g，佩兰12g。

加减运用：伴恶心，加紫苏叶、黄连；大便不干、不溏，排便不爽，便次频数者，加葛根、白芍、地榆、秦皮、白头翁；伴肠化，加半枝莲、半边莲、绞股蓝、薏苡仁、白英；伴不典型增生，加三棱、莪术；伴Hp感染，加蒲公英、虎杖、连翘、黄连；心下痞，加瓜蒌、黄连、半夏；胃黏膜充血水肿，加川芎、延胡索、三七。

五、浊毒壅盛型

主要症状：口干口苦，脐腹胀满疼痛，心烦躁扰，头晕胀痛，寐差，大便秘结不通，小便短赤或黄，舌紫红，苔黄厚腻，脉滑数或弦滑数。

病机：湿热中阻，浊毒壅盛。

治则：泄浊攻毒。

方药：半边莲15g，半枝莲15g，白花蛇舌草15g，苦参9g，板蓝根15g，鸡骨草12g。

加减运用：口苦，纳呆，加龙胆草；心烦，加栀子、淡豆豉；便秘，加芦荟、番泻叶。对毒重浊轻者应以解毒为主，对热毒的治疗又应据毒之轻重而用药。轻者用绞股蓝、黄芩、黄连、黄柏、蒲公英、连翘，中者用半边莲、半枝莲、白花蛇舌草，毒者用白英、黄药子。伴肠化，加白花蛇舌草、薏苡仁、白英；伴不典型增生，加水红花子、穿山甲、全蝎、蜈蚣、水蛭。

六、瘀血内结型

主要症状：胃脘胀满，刺痛，痛有定处，夜间加重，胸满口燥，面色黯滞，舌质紫或紫黯，或有瘀点、瘀斑，脉弦涩。

病机：浊毒中阻，瘀血内结。

治则：理气活血，化瘀消痞。

方药：当归15g，川芎12g，延胡索15g，三七2g，蒲黄15g，五灵脂15g，姜黄9g，白芷15g，丹参15g，鸡血藤15g。

加减运用：伴胃脘胀满气滞，加柴胡、香附、木香；心血暗耗，虚火内浮所致眠差，加酸枣仁；伴异型增生，加三棱、莪术。

七、毒热伤阴型

主要症状：胃脘胀满，灼痛，胃中嘈杂，饥不思食或食少，口干，五心烦热，大便干结，舌红少津，苔少或花剥，脉弦细或细。

病机：毒热内结，耗伤胃阴。

治则：滋养胃阴，和胃消痞。

方药：百合 15g，乌药 12g，沙参 15g，麦冬 15g，五味子 15g，山茱萸 15g，乌梅 15g，元参 15g，玉竹 15g，黄精 15g。

加减运用：伴胃中烧灼，加生石膏、黄连；胃痛兼背痛，加沙参、威灵仙；伴胃酸缺乏，加石斛；伴口干，加天花粉；伴咽堵，加射干、桔梗、板蓝根。

八、脾胃虚弱型

主要症状：胃脘胀满或隐痛，胃部喜按喜暖，食少，气短，懒言，呕吐清水，口淡，乏力，大便稀溏，舌质淡，边有齿痕，脉细弱。

病机：浊毒伤脾，脾胃虚弱。

治则：补气健脾，和胃消痞。

方药：党参 15g，茯苓 15g，白术 9g，陈皮 15g，扁豆 15g，山药 15g。

加减运用：脾阳不振，手足不温，加炙附子、炮姜；气虚失运，满闷较重，加木香、枳实、厚朴；气血两亏，心悸气短，神疲乏力，面色无华，加太子参、五味子；脾胃虚寒，加高良姜、荜茇。

第四节 慢性胃炎浊毒证常用中成药

1. 茵连和胃颗粒 口服，每次 1 袋，每日 3 次；适用于浊毒内蕴型慢性浅表性胃炎、萎缩性胃炎。

2. 三九胃泰冲剂 口服，每次 1 袋，每日 2～4 次；适用于脾胃湿热型浅表性、糜烂性、萎缩性胃炎。

3. 胃苏冲剂 口服，每次 15g，每日 3 次；适用于气滞型慢性胃炎。

4. 胃复春片　口服，每次 4 片，每日 3 次；适用于气滞血瘀型慢性萎缩性胃炎、浅表性胃炎。

5. 健脾丸　口服，每次 6g，每日 2 ～ 3 次；适用于慢性胃炎饮食停滞型。

6. 香砂养胃丸　口服，每次 6g，每日 2 次；适用于慢性胃炎。

第五节　慢性胃炎浊毒证常用中药

一、解表药

白　芷

[**性味归经**] 辛，温。入肺、胃经。

[**功效应用**]

1. **发表祛风**　用治风寒表证，恶寒发热，头痛，鼻塞，常配伍防风、生姜、羌活等。

2. **止痛**　用治头痛，可配藁本、蔓荆子等；用治牙痛，可配石膏、升麻等；用治眉棱骨痛，属风寒者可单独应用，属风热者可配黄芩同用。

3. **通鼻窍**　本品上通鼻窍，为治鼻渊要药，常配伍苍耳子、辛夷、薄荷等，方如苍耳散。

4. **消肿止痛**　用治疮疡初起，红肿热痛，常配伍金银花、天花粉、穿山甲等，方如仙方活命饮。用治疮疡脓已成而不易穿溃者，可配黄芪、皂角刺。用治乳痈肿痛，可配公英、瓜蒌、贝母等。

5. **燥湿止带**　用治妇女寒湿带下，常配伍海螵蛸、白术、黄芪等；用治湿热带下黄稠，常配伍黄柏、椿根皮、车前子等。

6. **解蛇毒**　用治毒蛇咬伤，可配伍雄黄、乳香等份研末，温酒调服，方如白芷护心散。现代有些蛇药解毒片即有本品配伍在内。

[**用量用法**] 3 ～ 10g，水煎服。

[**禁忌**] 阴虚火旺、血虚有热者忌用。

[**按语**] 白芷入肺、胃经，祛风，燥湿，消肿，止痛，是临床上较常应用的药物之一。浊毒内蕴，阻滞于中焦，气血流通不畅，不通则痛，临床多表现为胃脘部疼痛不适的同时兼有后背的沉紧疼痛。浊毒证临床表现疼痛症状明显者，白芷配伍延胡索

可以达到很好的治疗效果。

紫　苏

[**性味归经**] 辛，温。入肺、脾经。

[**功效应用**]

1. 发表散寒　用于风寒表证，恶寒发热，头痛鼻塞，无汗而兼有咳嗽者，常与前胡、杏仁等同用，方如杏苏散；若表寒兼有气滞，胸闷不舒，又可配香附、陈皮等，方如香苏散。

2. 行气宽中　用于脾胃气滞，胸闷不舒，恶心欲吐，偏热者，配以黄连；偏寒者，配以藿香；偏气滞痰结者，配以半夏、厚朴。

3. 安胎　妊娠恶阻，气滞而胎动不安者，常与砂仁、陈皮、木香等同用。

4. 解鱼蟹毒　用治进食鱼蟹而引起的腹痛、吐泻，可单用水煎服，或配伍生姜、白芷。

[**用量用法**] 3 ～ 10g，治食鱼蟹中毒可用 30 ～ 60g。茎叶分用时，苏叶用量比苏梗小。苏叶入煎剂时一般要后下，以免煎煮时间太长，香气走散，效力减弱。发散风寒宜用苏叶，理气宽中、安胎宜用苏梗，降气消痰多用苏子。

[**禁忌**] 气虚自汗、血热胎漏、气虚胎气不固而胎动不安者不宜使用。

[**按语**] 紫苏理气宽中，能促进消化液分泌，增强胃肠蠕动。在脾胃病患者中应用广泛，紫苏酮作为紫苏叶中促进小肠蠕动的有效成分，可通过兴奋小肠环状肌而促进肠内容物通过小肠。

柴　胡

[**性味归经**] 苦、辛，微寒。入肝、胆、心包络、三焦经。

[**功效应用**]

1. 和解退热　用于邪入少阳，寒热往来，胸胁苦满，常与黄芩、半夏、人参、生姜、甘草同用，方如小柴胡汤；外感发热恶寒，口苦，多与葛根、黄芩、大青叶同用；热邪客于胞宫，热入血室，发热谵语，多配伍牡丹皮、栀子、黄芩等；疟疾，寒热往来，多配伍青蒿、黄芩、厚朴、草果等；本品若用鳖血拌炒，配伍地骨皮、胡黄连，可退虚劳肌热和小儿疳热。

2. 疏肝解郁　柴胡具有良好的疏肝解郁作用，又为疏肝诸药之向导，是治肝气郁结之要药。用于肝郁气滞，胁肋胀痛，疲乏，食少，叹息，脉弦，常与当归、芍药或郁金、香附等同用，方如逍遥散、柴胡疏肝散；用于肝郁不舒，月经不调，腹胀腹痛，经来量少，乳房胀痛，常与当归、白芍、香附、白术同用；用于肝胆湿热郁结发热，身目发黄，口苦，胁痛，纳差，便黄，又常配伍茵陈、栀子、大黄等。

3. 升举阳气　用于中气不足，气虚下陷，脱肛，子宫下垂，胃下垂，常配伍黄芪、党参、升麻等，方如补中益气汤。

[用量用法] 3～10g，水煎或入丸散，亦可制成注射剂用。醋炒可增强止痛作用。

[禁忌] 阴虚火旺、肝阳上亢之证不宜用。

[按语] 解热生用量宜大，升阳生用量宜小；疏肝解郁宜醋炒，阴虚骨蒸宜鳖血炒。

薄　荷

[性味归经] 辛，凉。入肺、肝经。

[功效应用]

1. 疏散风热　用治感冒风热及温病初起，发热，微恶风寒，头痛身痛，常配伍金银花、连翘、桔梗等，方如银翘散。但咳，身热不甚，口微渴者，常与桑叶、菊花、杏仁、桔梗等同用，方如桑菊饮。

2. 清头目利咽喉　用治风热上攻头目所致头痛目眩或目赤肿痛，羞明，多泪，常配伍桑叶、菊花、金银花、蒲公英等。用治风热犯肺，壅滞咽喉，咽喉红肿疼痛，口渴，发烧，常配伍桔梗、牛蒡子、马勃等。

3. 透疹止痒　用治麻疹初期，透发不畅及风疹、皮肤瘙痒等，常配伍蝉蜕、荆芥、牛蒡子、葛根等，方如加减葛根汤。

4. 疏肝解郁　用治肝气不舒，胸胁胀痛，脘闷不适，月经不调，多与柴胡、当归、芍药等同用，方如逍遥散。

5. 辟秽恶　用治夏季感受暑秽所致的痧胀，腹痛，脚冷，常与藿香、佩兰、连翘等同用。

[用量用法] 3～10g。入煎剂当后下。其叶长于发汗，梗偏于理气。

[禁忌] 表虚多汗、阴虚发热者不宜用。

[按语] 与金银花、连翘、牛蒡子、荆芥等同用，治疗风热感冒，风温初起；与桔梗、生甘草、僵蚕、荆芥、防风等同用，治疗头痛目赤，咽喉肿痛；与苦参、白鲜皮、防风等同用，治疗风疹瘙痒；配合柴胡、白芍、当归等疏肝理气调经之品，治疗肝郁气滞，胸胁胀痛，月经不调等。

二、化湿药

藿 香

[**性味归经**] 辛，微温。入脾、胃、肺经。

[**功效应用**]

1. 芳香化浊 用于湿阻中焦，脘腹胀满，恶心呕吐，食欲不振，常配伍苍术、厚朴、半夏等，方如不换金正气散；用于暑湿或湿温病，常配伍黄芩、滑石、茵陈等，方如甘露消毒丹。

2. 和中止呕 用于寒湿呕吐，常配伍半夏、生姜等；用于湿热呕吐，常配伍黄连、竹茹等；用于妊娠呕吐，常配伍砂仁、香附、苏梗等。

3. 解表 用于夏月外感风寒，内伤生冷，恶寒发热，头痛，呕吐，泄泻，常配伍紫苏、厚朴、半夏等，方如藿香正气散。

[**用量用法**] 5～10g，鲜品加倍，水煎服，不宜久煎。藿香叶偏于发表，藿香梗偏于和中，鲜藿香化湿辟浊祛暑之力较胜。

[**禁忌**] 阴虚火旺，舌绛光滑者不宜用。

[**按语**] 在治疗浊毒证中，藿香是较常使用的一种药物，具有芳香化湿，醒脾开胃的作用，善理中州湿浊痰涎，为化浊解毒的要药，常与佩兰配伍，其化浊解毒之功更强。在疾病后期巩固阶段，藿香、佩兰两者也常配伍使用，泡水代茶饮，可达到化浊、醒脾、宽中的作用。

佩 兰

[**性味归经**] 辛，平。入脾、胃、肺经。

[**功效应用**]

1. 芳香化浊 用于湿浊阻碍脾胃，胸脘胀闷，食欲不振，恶心呕吐，舌苔白腻及口中甜腻等症，常配伍苍术、厚朴、白豆蔻等。

2. 解表用于夏季外感暑湿，胸闷恶心，身重困倦，饮食减少，常配伍鲜荷叶、鲜藿香叶、厚朴、半夏等；用于湿温初起，午后发热，头痛恶寒，胸闷不饥，常配伍藿香、厚朴、黄芩等，方如辛苦香淡汤。

[**用量用法**] 5～10g，鲜品加倍，水煎服。不宜久煎。

[**禁忌**] 阴虚血燥，气虚不足者均忌服。

[**按语**] 佩兰是临床中的常用药物之一，常与藿香相配伍，以发挥其芳香化浊，

醒脾开胃的功效。其芳香化浊的作用不仅体现在疾病的治疗上，在后期巩固阶段也发挥着重要的作用，如藿香配佩兰泡水代茶饮，在临床上也得到了证实。

苍　术

[**性味归经**] 辛、苦，温。入脾、胃经。

[**功效应用**]

1. 燥湿健脾　用于湿阻脾胃，食欲不振，恶心呕吐，腹痛泄泻，舌苔白腻，常配伍陈皮、厚朴、甘草，方如平胃散。另外，与利水化湿药同用，还可用治脾虚湿盛的水肿、泄泻、痰饮等病。

2. 祛风除湿　用于风寒湿痹，关节疼痛，四肢活动不利，常配伍独活、羌活、秦艽、桂枝等；用于湿热下注，足膝肿痛，屈伸活动受限，常配伍黄柏，方如二妙丸。

3. 散寒解表　用于外感风寒湿邪，头痛，身痛，无汗，常配伍白芷、藁本、川芎等，方如神术散；若与石膏、知母等清热药配伍，可用于湿温胸闷，自汗身重等湿热并重之证，方如苍术白虎汤。

[**用量用法**] 5～10g，水煎服。米泔水制或直接蒸熟可减缓其燥性。健脾燥湿宜制用，祛风湿散寒解表宜生用。

[**禁忌**] 阴虚内热，气虚多汗者不宜用。

[**按语**] 治疗慢性萎缩性胃炎浊毒证，因湿热中阻、浊毒内蕴引起者，常用此药，与茯苓相伍为用，其效更著。

砂　仁

[**性味归经**] 辛，温。入脾、胃、肾经。

[**功效应用**]

1. 化浊行气　用于湿阻中焦，脾胃气滞，脘腹胀痛，不思饮食，呕吐，泄泻，常配伍厚朴、枳实、木香、陈皮等；若食积气滞，可配木香、枳实、白术，方如香砂枳术丸；若脾虚气滞，可与党参、茯苓、陈皮、半夏、木香等配伍，方如香砂六君子汤。

2. 温中止泻　用于脾胃虚寒湿阻气滞，脘腹隐痛，喜按喜温，大便泄泻，常配伍党参、白术、干姜、木香等。

3. 理气安胎　用于妊娠胃虚，呕逆不食，可单用本品炒熟研末服，或配伍陈皮、半夏、紫苏等；若胎动不安，可配人参、白术、当归、续断等，方如泰山磐石散。

[**用量用法**] 3～6g，入煎剂宜后下，或入丸散服。

［禁忌］阴虚火旺者不宜服用。

［按语］砂仁是临床上较常应用的药物之一，其化湿开胃、温脾的功效在化浊解毒的治疗中发挥了重大作用，将其打碎后煎能使药效得到更大发挥。临床上常将砂仁与豆蔻相伍为用，其作用更佳。

白豆蔻

［性味归经］辛，温。入肺、脾、胃经。

［功效应用］

1. 化浊行气　用于湿浊阻碍脾胃，脘腹胀满，不思饮食，呕吐，泄泻，常配伍厚朴、苍术、砂仁、陈皮等；用于湿温初起，胸闷不饥，舌苔浊腻（湿邪偏重者），可配伍薏苡仁、杏仁等，方如三仁汤；热邪偏胜者，可配伍黄芩、黄连、滑石等，方如黄芩滑石汤。

2. 温中止呕　用于胃寒呕吐反胃，常与半夏、丁香同用；用于寒湿阻滞，胃失和降，呕吐呃逆，常与藿香、陈皮、生姜同用，方如白豆蔻汤；用于小儿胃寒吐乳，可配伍砂仁、甘草共研细末，掺口中。

［用量用法］3～6g，入散剂为好，入汤剂宜后下。

［禁忌］胃热呕吐、热证腹痛及气虚者不宜用。

［按语］白豆蔻能够化湿行气，温中止呕，解暑化湿，辟秽和中，在治疗浊毒证的过程中，常将豆蔻和砂仁同用，其化浊解毒、祛湿健脾之功更著。

白扁豆

［性味归经］甘，微温。入脾、胃经。

［功效应用］

1. 健脾和中　用于脾虚湿盛，呕吐泄泻，体倦乏力，常配伍人参、白术、茯苓等，方如参苓白术散；用于脾虚湿浊下注，带下过多，体倦乏力，可单用为散服。

2. 解暑化湿　用于暑湿内蕴，脾失运化，呕吐，腹泻，常配伍香薷、厚朴等，方如香薷散。

［用量用法］10～20g，水煎服。健脾止泻宜炒用，消暑宜生用。

［按语］白扁豆主要有补脾和中，化湿消暑的作用，临床常用于浊毒蕴结于中焦，中焦湿热郁滞，日久蕴热为毒，耗伤气血所致的脾胃虚弱、食欲不振、大便溏泻等。同时白扁豆能健脾化湿以和中，性虽偏温，但无温燥助热伤津之弊，临床常将此药用于暑湿吐泻。

三、开窍药

石菖蒲

[**性味归经**] 辛，温。入心、胃经。

[**功效应用**]

1. 通窍除痰　用于湿热痰浊蒙蔽心窍，神昏谵语，常配伍郁金、竹沥等，方如菖蒲郁金汤；用于痰热癫痫，常配伍黄连、竹茹、远志等，方如清心温胆汤。

2. 醒神健脑　用于心气不足之健忘，常配伍人参、远志、龙骨等，方如安神定志丸；用于肾精不足之健忘，常配伍龟甲、龙骨等，方如枕中丹；用于肾虚耳聋，常配伍熟地、黄柏等。

3. 化湿和胃　用于湿浊阻滞中焦，胸脘痞闷，不思饮食，常配伍苍术、厚朴、陈皮等；用于痢疾噤口不食，常配伍黄连、石莲子等，方如开噤散。

此外，本品尚可用治风寒湿痹、跌打损伤、痈疽疥癣等症。

[**用量用法**] 3～10g，鲜品加倍，水煎服。外用适量。

[**禁忌**] 阴亏血虚，精滑多汗者慎用。

[**按语**] 石菖蒲主治痰蒙清窍，神志昏迷，湿阻中焦，脘腹痞满，胀闷疼痛，健忘，失眠，耳鸣，耳聋等。本品辛温芳香，善化湿浊、醒脾胃、行气滞、消胀满。用于湿浊中阻，脘闷腹胀、痞塞疼痛，常与砂仁、苍术、厚朴同用；若湿从热化、湿热蕴伏、身热吐利、胸脘痞闷、舌苔黄腻者，可与黄连、厚朴等配伍效果更佳。

四、利水渗湿药

茯　苓

[**性味归经**] 甘、淡，平。入心、脾、肺、肾经。

[**功效应用**]

1. 利水渗湿　用于水肿，小便不利及停饮等水湿证，偏于寒湿者，可与桂枝、白术等同用，方如五苓散；偏于湿热者，可与猪苓、泽泻等同用，方如猪苓汤；脾虚气弱者，可与党参、白术等同用，方如四君子汤。

2. 健脾和中　用于脾虚湿浊较盛，泄泻，食少乏力，脘腹胀满，可与人参、白术、扁豆等配伍，方如参苓白术散；用于脾虚痰饮内停，眩晕，心悸，咳嗽，可与桂枝、白术、甘草配伍，方如苓桂术甘汤。

3. 宁心安神 用于心脾两虚，心悸少寐，健忘多梦，常配伍龙眼肉、酸枣仁、人参等，方如归脾汤；如用于心气不足或心肾不交的心悸失眠，又常配伍菖蒲、远志、朱砂等，方如安神定志丸。

[用量用法] 10～15g，水煎服。

[禁忌] 津伤便燥、肾虚尿频滑精者慎用。

[按语] 茯苓既能利水渗湿，又能健脾，是临床上很常用的药物，对于湿热中阻，浊毒内蕴之证极为适宜，尤其是脾胃损伤日久，功能已弱者，更能达到祛邪扶正之效，常与苍术共用。同时茯苓具有抗癌的作用，临床常用于治疗食管癌、胃癌、肝癌、鼻咽癌、舌癌、乳腺癌、膀胱癌、肺癌、溃疡性黑色素瘤等癌瘤中属脾虚湿盛、痰饮内停、湿热壅结者。

薏苡仁

[性味归经] 甘、淡，微寒。入脾、胃、肺经。

[功效应用]

1. 利水渗湿 用于水湿内停，水肿胀满，脚气水肿，小便不利，常配伍茯苓、猪苓等。

2. 健脾止泻 用于脾虚湿盛，食少便溏或泄泻，常配伍党参、白术、山药等，方如参苓白术散。

3. 除痹 用于风湿热痹，多与防己、山栀、滑石等配伍，方如宣痹汤；用于风湿一身尽痛，日晡所剧者，常与杏仁、麻黄、甘草配伍，方即麻杏苡甘汤。

4. 清热排脓 用于肺痈，可与芦根、桃仁、冬瓜仁同用，方如千金苇茎汤；用于肠痈，可与附了、败酱草同用，方如薏苡附子败酱散。

此外，又可用治湿温初起，邪在气分，脘痞苔腻等症，常配伍杏仁、白蔻仁、厚朴等，方如三仁汤。

[用量用法] 10～30g，水煎服，或入丸散剂，亦可与粳米煮粥食之。健脾止泻宜炒用，清热利湿宜生用。

[禁忌] 津液不足者及孕妇忌用。

[按语] 薏苡仁不仅有健脾作用，还有渗湿止泻之功，其健脾祛湿之功不及茯苓，常应用在湿热中阻，浊毒内蕴日久，正气亏虚，脾气不健之时。

茵　陈

[性味归经] 苦，微寒。入脾、胃、肝、胆经。

[功效应用]

1. 清热利湿，利胆退黄　用于身目发黄、小便短赤之阳黄，常与栀子、黄柏、大黄同用，如茵陈蒿汤；黄疸湿重于热，与茯苓、猪苓配伍，如茵陈五苓散。

2. 解毒疗疮　用于湿热内蕴之风疹瘙痒，湿疮，单味药煎汤外洗。

[用量用法] 6～15g，水煎服。外用适量。

[禁忌] 蓄血发黄者忌用。

[按语] 临床常用茵陈与藿香、佩兰等配伍，用于治疗脾胃肝胆湿热之口黏，胸闷，黄疸等，常用量为15g。

虎　杖

[性味归经] 苦，寒。入肝、胆、肺、大肠经。

[功效应用]

1. 活血定痛　用于治血瘀经闭，风湿痹痛，跌打损伤等。

2. 利湿退黄　用于治湿热黄疸，淋浊带下等。

3. 清热解毒　用治水火烫伤，疮痈肿毒，毒蛇咬伤等。

4. 化痰止咳　用治肺热咳嗽，可单服，亦可与黄芩、枇杷叶等同用。

此外，还可泻热通便，治热结便秘。

[用量用法] 10～30g，水煎或浸酒或入丸散剂。外用适量。

[禁忌] 孕妇忌服。本品副作用为恶心、呕吐、腹泻及粒细胞减少，应用时不可过量。

[按语] 临床常用虎杖与大黄等配伍，用于治疗湿热浊毒内蕴之胃脘胀满、疼痛，黄疸，便秘，常用量为15g。

垂盆草

[性味归经] 甘、淡、微酸，微寒。入心、肝、胆经。

[功效应用]

清利湿热，解毒　用于湿热黄疸，常配伍郁金、茵陈、金钱草；本品有良好的清热解毒功效，对于水火烫伤，可用鲜草洗净捣汁外涂，还可消痈退肿。

[用量用法] 15～30g，水煎服；鲜品250g。

[按语] 临床常用垂盆草以清热化浊，护肝降酶，本品对急性黄疸或无黄疸型肝炎者均可使用，尤其对辨证为阳黄，浊毒内蕴者，不仅能降低血清转氨酶，还可使患者口苦、纳呆、乏力，小便黄赤等症状明显减轻，常配伍穿山甲、虎杖、红景天、田

基黄、五味子、茵陈、栀子等药物。

鸡骨草

[**性味归经**] 甘、微苦，凉。入肝、胃经。

[**功效应用**]

1. 清热利湿　用于肝胆湿热郁蒸引起的黄疸，可单味使用，或配伍茵陈、地耳草。

2. 散瘀止痛　用于乳痈，本品鲜叶捣烂外敷；用于胸胁不舒，胃脘胀痛，常配伍两面针。

[**用量用法**] 15～30g，水煎服。

[**按语**] 临床常用鸡骨草、垂盆草与黄芩、黄连、半边莲、半枝莲、白花蛇舌草等配伍，用于治疗湿热浊毒内蕴，肝气郁结之胃脘胀痛，胁肋不舒，常用量为15g。

滑　石

[**性味归经**] 甘、淡，寒。入胃、膀胱经。

[**功效应用**]

1. 利尿通淋　用于热结膀胱，小便不利，短赤涩痛，常配伍冬葵子、车前子等，方如滑石散；用于石淋尿血，常配伍海金沙、金钱草等，方如二金排石汤。

2. 清热解暑　用于外感暑热，心烦口渴，小便短赤，常与甘草合用，方如六一散；用于湿温病，身热不扬，午后热甚，食少苔腻，常配伍白蔻仁、薏苡仁等，方如三仁汤；用于暑湿泄泻，常与茯苓、扁豆、炒薏苡仁等同用。

3. 祛湿敛疮　用于皮肤湿疹、湿疮，可单用，或与枯矾、黄柏等研末外敷；用于痱子，常配伍薄荷、甘草。

[**用量用法**] 10～15g，布包入煎。外用适量。

[**禁忌**] 脾虚、热病伤津及孕妇忌用。

[**按语**] 此药运用灵活，清热利尿，可荡涤蕴于中焦之浊毒，配合通腑泄浊之药，给浊毒以通路，使其从二便分消，排出体外。

通　草

[**性味归经**] 甘、淡，微寒。入肺、胃经。

[**功效应用**]

1. 清热利尿　用于湿热内蕴，小便短赤或淋沥涩痛之症，但气味薄，作用缓弱，常配伍木通、滑石等；用于湿温病症，常配伍薏苡仁、蔻仁、竹叶等。

2. 通气下乳 用于乳汁不下，常配伍穿山甲、甘草、猪蹄，方如通乳汤。

[用量用法] 煎服，6～12g。或入丸、散剂。

[禁忌] 通经下乳，孕妇慎用。

[按语] 常与冬葵子、滑石、金钱草、白茅根、蒲黄等同用，用于湿热浊毒内蕴之小便不利，淋沥涩痛；与穿山甲、甘草、川芎、猪蹄等同用，用于产后乳汁不畅或不下。

木 通

[性味归经] 苦，寒。入心、小肠、膀胱经。

[功效应用]

1. 利尿通淋 本品能利水消肿，下利湿热，使湿热之邪下行从小便排出。用于膀胱湿热，小便短赤，淋沥涩痛，常配伍车前子、滑石等；用于水肿，常配伍猪苓、桑白皮等。

2. 清心火 本品能上清心经之火，下泄小肠之热。常用于心火上炎，口舌生疮，或心火下移小肠而致的心烦尿赤等症，多配伍生地黄、甘草、竹叶等。

3. 通经下乳 用于血瘀经闭，常配伍红花、桃仁、丹参等；用于乳汁短少或不通，常配伍王不留行、穿山甲等。

此外，本品还能利血脉，通关节，用于湿热痹痛，常配伍桑枝、薏苡仁等。

[用量用法] 3～6g，水煎服。

[禁忌] 无湿热者及孕妇忌用。

[按语] 木通常与白茅根、滑石、车前子等同用，用于湿热浊毒内蕴之小便短赤，淋沥涩痛。与竹叶等同用，用于口舌生疮。

瞿 麦

[性味归经] 苦，寒。入心、小肠、膀胱经。

[功效应用]

1. 利尿通淋 本品苦寒泄降，能清心与小肠火，导热下行，有利尿通淋之功，为治淋常用药，尤以热淋最为适宜。常配伍萹蓄、木通、车前子，方如八正散；治小便淋沥有血，常配伍栀子、甘草等，如立效散；用于石淋，常配伍石韦、滑石、冬葵子，方如石韦散。

2. 破血通经 用于血热瘀阻之经闭或月经不调尤宜，常配伍桃仁、红花、丹参、赤芍等。

［**用量用法**］10～15g，水煎服或入丸散剂。

［**禁忌**］脾气虚及孕妇忌用。

［**按语**］常配伍当归、生地、黄连、升麻、牛膝、儿茶，引火毒从小便排除，以治疗浊毒内蕴、胃火上炎之口舌生疮。

萹　蓄

［**性味归经**］苦，微寒。入膀胱经。

［**功效应用**］

1. 利水通淋　用于湿热淋证。多用于热淋、石淋，常与木通、瞿麦同用。

2. 杀虫止痒　可治疗蛲虫等寄生虫病；亦可煎汤外洗治疗皮肤疮疹、瘙痒。

［**用量用法**］10～30g，水煎服，鲜品加倍。外用适量。

［**禁忌**］无湿热及脾虚者忌用。

［**按语**］萹蓄常与通草、木通、瞿麦等配合应用，治疗浊毒蕴于下焦而致的小便不利，淋沥涩痛，通利小便将浊毒排出体外。

地肤子

［**性味归经**］苦，寒。入膀胱经。

［**功效应用**］

利小便，清湿热　用于膀胱湿热，小便不利，淋沥涩痛，常与木通、瞿麦、冬葵子等同用；用于皮肤中湿热所致瘙痒，与白鲜皮、蝉蜕、黄柏等同用；外阴湿痒者，可与苦参、龙胆草、白矾等煎汤外洗患处。

［**用量用法**］10～15g，水煎服。外用适量。

［**禁忌**］阴虚而无湿热，尿多及孕妇忌用。

［**按语**］常用地肤子治疗浊毒内蕴所致的小便涩痛、阴痒带下、风疹、湿疹、皮肤瘙痒。

石　韦

［**性味归经**］苦、甘，微寒。入肺、膀胱经。

［**功效应用**］

1. 利水通淋　用于湿热淋证，尤宜用于血淋，常与当归、蒲黄、芍药同用，如石韦散。

2. 清肺泄热　用于肺热咳喘，可与鱼腥草、黄芩、芦根共用。

3. 凉血止血　用于血热妄行之吐血、衄血、崩漏，可单用或配伍侧柏叶、栀子、丹参同用。

[**用量用法**] 5～10g，水煎服。

[**禁忌**] 无湿热者忌服。

[**按语**] 石韦常与海金沙、金钱草同用，用于湿热浊毒内蕴之小便短赤，淋沥涩痛，尿血。

海金沙

[**性味归经**] 甘，寒。入膀胱、小肠经。

[**功效应用**]

1. 利尿通淋　用于热淋、石淋、膏淋、血淋等证，尤宜于热淋茎中痛者，常配伍滑石、甘草等，方如海金沙散。

2. 利水消肿　用于水肿，常配伍茯苓、泽泻等。

[**用量用法**] 6～12g，布包入煎。

[**禁忌**] 肾阴虚者慎用。

[**按语**] 临床上多将此药与滑石、甘草梢等同用，治疗小便膏淋如油，同时也可以随证加减治疗热淋，急性尿闭等；海金沙、大青叶、蒲公英等合用，可治疗上呼吸道感染、扁桃体炎、肺炎等炎性疾病。

冬葵子

[**性味归经**] 甘、涩，凉。入大肠、小肠、膀胱经。

[**功效应用**]

利尿通淋，下乳，润肠　主要用于淋证，乳汁不行，乳房胀痛，肠燥便秘等。

[**用量用法**] 煎服，3～9g。

[**禁忌**] 脾虚便溏者与孕妇慎用。

[**按语**] 冬葵子常与大黄同用，用于大便秘结，也可用于治疗浊毒内蕴所致的慢性乙型肝炎。

灯心草

[**性味归经**] 甘、淡，微寒。入心、肺、小肠经。

[**功效应用**]

1. 利水通淋　用于热病之小便短赤，热淋涩痛，常配伍木通、栀子、滑石等，方如宣气散。

2. 清心除烦　用于心热烦躁，小儿夜啼，惊痫，常配伍淡竹叶、车前子、钩藤、蝉蜕等。

[用量用法] 1.5～3g，煎服或入丸散。

[禁忌] 小便不禁者忌用。

[按语] 可与茯苓、猪苓、泽泻、滑石等清热利湿、利水通淋药同用，治疗热淋等疾病；也可与白英合用治疗湿热黄疸等。

萆 薢

[性味归经] 苦，平。入肝、胃、膀胱经。

[功效应用]

1. 利湿去浊　用于下焦湿热所致的膏淋，常配伍黄柏、茯苓、车前子等，方如萆薢分清饮；用于下焦虚冷所致的膏淋，常配伍山药、茯苓、乌药等；用于妇女湿胜白带增多，常配伍菖蒲、茯苓、芡实等。

2. 祛风除湿　用于风湿腰膝痹痛，关节不利，属湿热者，常配伍薏苡仁、防己、蚕沙等，方如蠲痹汤；属寒湿者可配附子、牛膝，方如萆薢丸。

[用量用法] 10～15g，水煎服。

[禁忌] 肾虚阴亏者忌服。

[按语] 配伍石菖蒲，萆薢利湿而祛浊，石菖蒲芳香通窍而除湿浊，两者伍用，其利湿化浊之功更著，用于治疗湿浊不化之胃痞，尿浊、尿频等症。

金钱草

[性味归经] 甘、淡、咸，微寒。入肝、胆、肾、膀胱经。

[功效应用]

1. 利水通淋　用于热淋、石淋、砂淋，尤为石淋所常用，可配伍海金沙、鸡内金、滑石等，方如二金排石汤。

2. 除湿退黄　用于湿热黄疸，常配伍茵陈、栀子、虎杖、黄柏等。

3. 清热解毒　用于疮疡肿毒，毒蛇咬伤，可用鲜草捣汁内服，以渣外敷。

[用量用法] 30～60g，鲜品加倍，水煎服。外用适量。

[按语] 治疗萎缩性胃炎癌前病变者常用。金钱草除擅治肝胆及泌尿系结石外尚有解毒散瘀、消肿止痛之功。

五、化痰止咳平喘药

半 夏

[**性味归经**] 辛，温；有毒。入脾、胃、肺经。

[**功效应用**]

1. 燥湿化痰　用于痰浊阻肺，咳嗽痰多，胸闷气逆，常配伍茯苓、陈皮、甘草，方如二陈汤；兼有寒象，咳嗽痰白清稀，手足发冷，常配伍干姜、细辛等，方如小青龙汤；兼有热象，咳嗽痰黄，常配伍黄芩、瓜蒌等，方如清气化痰丸；痰浊上犯，眩晕头痛，常配伍天麻、白术等，方如半夏白术天麻汤。

2. 降逆止呕　用于痰饮和湿浊阻滞中焦，恶心，呕吐痰涎，脘闷不食，常配伍生姜，方如小半夏汤；用于胃虚呕吐，常配伍人参，方如大半夏汤；用于胃热呕吐，常配伍竹茹、黄连等，方如黄连橘皮竹茹半夏汤。

3. 散结消痞　用于痰热互结，胸脘痞闷，呕吐，常配伍黄连、瓜蒌，方如小陷胸汤；用于梅核气，常配伍厚朴、茯苓等，方如半夏厚朴汤；用于瘿瘤痰核，常配伍昆布、浙贝母等；用于痈疽肿毒及乳疮，常配伍鸡蛋白。

[**用量用法**] 3～10g，水煎服。外用生品适量，研末用酒调敷。清半夏长于燥湿化痰，姜半夏善于止呕，法半夏宜于燥湿和胃，半夏曲偏于化痰消食，生半夏外用能消肿散结。

[**禁忌**] 阴亏燥咳、血证不宜用。反乌头。

[**按语**] 半夏辛散温燥，主入脾胃兼入肺，能行水湿，降逆气，善祛脾胃湿痰，常用本品治疗胃气上逆之恶心呕吐，痰湿中阻之胸脘痞闷，气郁痰结咽中如有物阻之梅核气。此外，临床常取本品和胃之功，用来治疗胃不和则卧不安之失眠。

旋覆花

[**性味归经**] 苦、辛、咸，微温。入肺、脾、胃、大肠经。

[**功效应用**]

1. 降气化痰　用于痰饮结胸，胸膈痞闷，喘逆气促，常配伍槟榔、桑白皮、葶苈子等；用于痰饮咳喘，兼有外感风寒表证，常配伍半夏、生姜等，方如金沸草散；用于痰热咳喘实证，常配伍桑白皮、大黄等，方如旋覆花汤。

2. 降逆止呕　用于脾胃虚寒或痰湿上逆，呕吐，心下痞满，噫气，常配伍代赭石、半夏等，方如旋覆代赭汤。

[**用量用法**] 3 ～ 10g，包煎。

[**禁忌**] 阴虚咳嗽及风热燥咳均忌用。

[**按语**] 旋覆花，物虽花类，性属沉降，和胃降气止呕，能治噫气呕吐；化痰止咳平喘，能治痰多咳嗽。性味苦辛咸而微温，以诸寒证为宜，归入脾胃肺及大肠，故有以上诸效。

瓜　蒌

[**性味归经**] 甘，寒。入肺、胃、大肠经。

[**功效应用**]

1. 清肺化痰　用于痰热阻肺，咳嗽痰稠，常配伍知母、贝母、冬瓜子等。

2. 宽胸散结　用于胸痹，胸痛，常配伍薤白、白酒，方如瓜蒌薤白白酒汤；用于痰热结胸，胸膈痞满，常配伍半夏、黄连，方如小陷胸汤。

3. 润肠通便　用于肠燥便秘，常配伍郁李仁、火麻仁等。

4. 散结消痈　用于肺痈、乳痈、肠痈，常配伍连翘、蒲公英、金银花等。

[**用量用法**] 10 ～ 15g，水煎服。宣肺止咳，通阳宣痹，用其皮；润肺涤痰，润肠通便，用其仁；散结消痈，用全瓜蒌；养阴生津，用其根（天花粉）。

[**禁忌**] 脾虚便溏者慎用。

[**按语**] 瓜蒌甘寒清润，能上行下达，滑降利气，既可清肺胃之积热而消痰，又能利气开胸而散结，且能润肠、消痈。

贝　母

[**性味归经**] 川贝母苦、甘，微寒；浙贝母苦，寒。入肺、心经。

[**功效应用**]

1. 清热化痰、润肺止咳　用于痰热郁肺，咳嗽痰黄黏稠，常配伍知母，方如二母散；用于肺虚久咳，痰少咽燥，常配伍麦冬、款冬花等，方如贝母散；用于外感风热或痰火郁结的咳嗽，常配伍知母、桑白皮、瓜蒌仁，方如二母宁嗽丸。

2. 消肿散结　用于瘰疬，常配伍玄参、牡蛎，方如消瘰丸；用于疮痈，常配伍银花、乳香等，方如仙方活命饮；同于肺痈，常配伍芦根、鱼腥草等。

[**用量用法**] 3 ～ 10g，水煎服；研末服，每次 1 ～ 2g。

[**禁忌**] 反乌头。

[**按语**] 贝母有川贝、浙贝之分，皆为苦寒之品，均能清肺化痰而止咳，治痰热咳嗽之证。在治疗浊毒内蕴消化性溃疡之疼痛、泛酸时常用。

竹 茹

[**性味归经**] 甘，微寒。入肺、胃、胆经。

[**功效应用**]

1. 清热化痰　用于肺热咳嗽，咳痰黄稠，常配伍黄芩、瓜蒌；用于痰火内扰，心烦不安，失眠，胸闷痰多，常配伍半夏、陈皮、枳实等，方如温胆汤。

2. 清胃止呕　用于痰热互结，烦闷呕逆，常配伍陈皮、半夏、黄连，方如黄连橘皮竹茹半夏汤；用于胃虚有热，气逆呕吐，不思饮食，常配伍人参、生姜、陈皮等，方如橘皮竹茹汤。对于妊娠呕吐，本品亦可应用。

[**用量用法**] 6～10g，水煎服。祛痰生用，止呕多姜汁炒用。

[**禁忌**] 脾胃虚寒者不宜用。

[**按语**] 竹茹为淡竹茎秆除去外皮后刮下的中间层。其味甘微寒，能清热化痰、除烦止呕、和胃消食，主治烦渴、吐泻、腹痛。《开宝本草》："主去痰，止呕哕，消食下酒。"竹茹与芦根同伍，相辅相成，共奏清热除烦、生津止逆之功。配合生姜和胃、止呕效力更强，又因生姜微温，可兼制其寒凉之性，使药性平和，故妊娠呕吐者亦可用之。

桔 梗

[**性味归经**] 苦、辛，平。入肺经。

[**功效应用**]

1. 宣肺祛痰　用于风热咳嗽，痰黄发热，口渴，常配伍桑叶、杏仁、菊花等，方如桑菊饮；用于风寒咳嗽，常配伍杏仁、苏叶等，方如杏苏散；用于肺气闭遏，咽痛，声音嘶哑，常配伍黄芩、贝母、射干等。

2. 排脓消痈　用于肺痈胸痛，咳吐脓血，痰黄腥臭，常配伍甘草，方如桔梗汤。

[**用量用法**] 3～10g，水煎服。

[**禁忌**] 肺虚久咳及咯血者慎用。

[**按语**] 桔梗辛散苦泄，能宣通肺气、祛痰排脓，配甘草，可祛痰利咽；配枳壳，可利胸膈；配鱼腥草，可排脓解毒而治肺痈。

前 胡

[**性味归经**] 苦、辛，微寒。入肺经。

[**功效应用**]

1. 降气祛痰　用于肺气壅实，胸膈不利，咳逆短气，呕吐不食，常配伍杏仁、桑白皮等，方如前胡散。

2. 宣散风热　用于外感风热，咳嗽，头痛，咽痛，常配伍薄荷、桔梗、牛蒡子等。

［**用量用法**］3～10g，水煎服。

［**禁忌**］阴虚久咳及寒饮咳嗽者，均不宜用。

［**按语**］

1. 前胡与白前都能降气化痰，但前胡尚可宣散风热，白前则专主降气。

2. 前胡与柴胡都有发散的力量，两者配伍可用于散风解热，故前人称二胡为风药。但前胡治在肺经而主下降，柴胡治在肝胆而主上升，这是两者不同之点。

瓦楞子

［**性味归经**］咸，平。入肺、肝经。

［**功效应用**］

1. 消痰软坚　用于瘿瘤、瘰疬，常配伍昆布、海藻，方如含化丸。

2. 消瘀散结　用于气滞血瘀，腹中癥块，常配伍三棱、莪术、丹参等；用于妇女临经时少腹阵痛，经血不行，按之腹部硬满疼痛，常配伍香附、桃仁、当归等。

3. 制酸止痛　用于胃痛泛酸，单用或与甘草制成散剂使用。

［**用量用法**］10～15g，水煎服，需久煎。化痰消瘀散结宜生用，制酸止痛宜煅用。

［**按语**］瓦楞子能制酸止痛，胃痛嘈杂、泛吐酸水者，常配黄连、吴茱萸、乌贼骨、香附等同用；大便秘结者，可加生大黄；胃部喜按者，可加高良姜；久病瘀滞者，可加延胡索、五灵脂。

杏　仁

［**性味归经**］辛，微温；有小毒。入肺、大肠经。

［**功效应用**］

1. 止咳平喘　可用于多种咳喘证，为止咳平喘之要药。治风寒咳喘，常配伍麻黄、甘草，方如三拗汤；治风热咳嗽，常配伍桑叶、菊花等，方如桑菊饮；治燥热咳嗽，常配伍桑叶、贝母、沙参等，方如桑杏汤；治肺热咳喘，常配伍石膏、麻黄、甘草，方如麻杏石甘汤。

2. 润肠通便　用于肠燥便秘，常配伍火麻仁、桃仁、郁李仁等。

［**用量用法**］3～10g，水煎服。

［**禁忌**］有小毒，勿过量，婴儿慎用。

[**按语**] 苦杏仁与甜杏仁，两者功用不同，在临床应用上区别：苦杏仁性偏苦泄，长于润肠通便；甜杏仁偏于滋润，多用于肺虚久咳。

葶苈子

[**性味归经**] 苦、辛，大寒。入肺、膀胱经。

[**功效应用**]

1.泻肺平喘　用于痰涎壅肺，咳嗽气喘，胸满胀痛，常配伍大枣，方如葶苈大枣泻肺汤。

2.利水消肿　用于面目水肿，胸腹积水，小便不利，属于实证者，常配伍防己、椒目、大黄，方如己椒苈黄丸；用于结胸证之胸胁积水，常配伍杏仁、大黄、芒硝，方如大陷胸丸。

[**用量用法**] 3～10g，包煎。

[**禁忌**] 肺虚喘促者忌用。

[**按语**] 临床常用葶苈子与大黄等配伍，用于治疗湿热中阻之胸腹胀满；痰涎阻肺之咳喘气逆。

六、清热药

夏枯草

[**性味归经**] 苦、辛，寒。入肝、胆经。

[**功效应用**]

1.清肝火　用于肝火上炎，头痛，眩晕，两眼红肿，怕光多泪，常与栀子、菊花、桑叶等同用；用于肝虚目珠疼痛，夜间尤甚，不红不肿，多与当归、白芍配伍，方如夏枯草散。

2.清热散结　用于肝郁化火，痰火互结所致瘰疬痰核，多与玄参、浙贝母、昆布等同用，方如夏枯草膏。

[**用量用法**] 10～15g，单用可至30g。水煎或熬膏服。

蒲公英

[**性味归经**] 苦、甘，寒。入肝、胃经。

[**功效应用**]

1.清热解毒，消痈散结　用于乳痈早期，红肿坚硬，可单用鲜品煎汁内服，或捣烂外敷，也可与全瓜蒌、牛蒡子、金银花、青皮等同用，方如瓜蒌牛蒡汤；用于肺痈吐脓血，可配伍芦根、桔梗、薏苡仁等；用于肺热咳嗽，咳痰黄稠，可配伍黄芩、知母、桑白皮等同用；用于热毒肠痈，可配伍赤芍、金银花、大黄等，方如阑尾清化汤；用于疮痈肿毒，可配伍野菊花、紫花地丁、紫背天葵等，方如五味消毒饮；用于瘰疬痰核，可配伍玄参、夏枯草、浙贝母等；用于目赤肿痛，可配伍菊花、黄芩、决明子等。

2. 清热利湿通淋　用于湿热黄疸，可与茵陈、栀子、大黄等同用；用于热淋刺痛，常与黄柏、车前子、白茅根等配伍，有"通淋妙品"之称。

［**用量用法**］10～30g，水煎服。外用适量，鲜品捣烂敷患处。

［**禁忌**］用量过大可致缓泻。

［**按语**］常与金银花、紫花地丁及菊花同用治疗痈疖疔疮，将鲜蒲公英捣烂敷于患处还可治疗流行性腮腺炎、乳腺炎等炎性疾病。

半边莲

［**性味归经**］辛，平。入心、小肠、肺经。

［**功效应用**］

清热解毒，利水消肿　主要用于治疗疮痈肿毒、蛇虫咬伤、腹胀水肿、湿疮湿疹、大腹水肿、黄疸、小便不利等。

［**用量用法**］煎服，干品10～15g，鲜品30～60g。外用适量。

［**禁忌**］虚证水肿忌用。

［**按语**］常与半枝莲、白花蛇舌草等药同用，治疗慢性萎缩性胃炎伴肠化或不典型增生者，也用于消化道肿瘤如肝癌、食管癌、胃癌、肠癌等放、化疗的辅助治疗，可明显减轻放、化疗的副作用，还可用于各种消化道肿瘤的术后维持治疗。

白花蛇舌草

［**性味归经**］微苦、甘，寒。入胃、大肠、小肠经。

［**功效应用**］

清热解毒，利湿通淋　主要用于痈肿疮毒，咽喉肿痛，毒蛇咬伤，热淋涩痛等。

［**用量用法**］煎服，15～60g。外用适量。

［**禁忌**］阴疽及脾胃虚寒者忌用。

［**按语**］常与半枝莲、半边莲、鸡骨草、板蓝根、苦参、黄药子等药同用，治疗慢性萎缩性胃炎伴肠化和不典型增生，以及多种消化道肿瘤。

山慈菇

[**性味归经**] 甘、微辛，凉。入肝、脾经。

[**功效应用**]

清热解毒，消痈散结　主要用于痈疽疔毒、瘰疬痰核、癥瘕痞块等。

[**用量用法**] 煎服，3～9g。外用适量。

[**禁忌**] 正虚体弱者慎用。

[**按语**] 此药治疗浊毒内蕴、瘀血阻络之肝硬化，取其清热解毒、散结消肿之功，常配以穿山甲、土鳖虫、鳖甲等同用。本品有毒，故不宜常用、多用，体虚者慎用。

白头翁

[**性味归经**] 苦，寒。入大肠、胃经。

[**功效应用**]

清热解毒，凉血止痢　用于热毒血痢，发热腹痛，痢下赤白，里急后重，常配伍黄连、黄柏、秦皮，方如白头翁汤；用于血虚下痢或产后下痢，常与阿胶、甘草同用，方如白头翁加甘草阿胶汤；用于阿米巴痢疾，大便有脓血，腹痛，肛门重坠，可单用30g水煎服，病重者另用30～50g煎水保留灌肠。

[**用量用法**] 10～15g，水煎服。单味内服，可用30g浓煎服。

[**禁忌**] 虚寒泻痢忌服。

[**按语**] 白头翁治疗浊毒内蕴的热痢、血痢、疮痈肿毒，疗效良好。

马齿苋

[**性味归经**] 酸，寒。入心、大肠经。

[**功效应用**]

1. 凉血止痢　用于湿热下痢及下痢脓血，里急后重，可单用煎服，或配黄芩、黄连、赤芍、车前子等同用；如小儿血痢，妇人产后血痢，赤多白少，口渴多饮，可用鲜马齿苋捣汁，加热煎开，兑入蜂蜜和服。用本品煎服或捣汁服，用以预防痢疾也有一定效果。

2. 解毒消痈　用于痈肿疮毒，湿疹，丹毒，毒蛇咬伤，可单用本品煎汤内服、外洗，或用鲜品捣敷，也可配伍其他解毒药同用。

3. 止血　用于崩漏下血，可单用鲜品捣汁服；用于便血、痔疮出血，则配伍凤尾草、地榆等。将马齿苋制成注射液肌注，用于产后出血、剖宫产等引起的子宫出血或功能性出血，有明显的收缩子宫止血作用。

[**用量用法**] 10～15g，鲜品可用 30～60g，可捣汁内服或煎服。外用适量，捣烂外敷。

[**禁忌**] 脾虚泄泻者不宜用。

败酱草

[**性味归经**] 苦、辛，微寒。入胃、大肠、肝经。

[**功效应用**]

1. 清热解毒，消肿排脓　用于肠痈腹痛，恶心呕吐：若脓未成，可配伍金银花、连翘、牡丹皮、大黄等，方如红藤煎；若脓已成，可配伍薏苡仁、附子，方如薏苡附子败酱散。用于肺痈，吐腥臭脓血痰，咳嗽，胸痛，可配伍鱼腥草、芦根、黄芩、桃仁等。用于乳痈，则宜与瓜蒌、贝母、天花粉、连翘等同用。治热毒疮痈，常与金银花、连翘等配伍，并可以鲜品捣烂敷患处。

2. 祛瘀止痛　用于血中结热，气血瘀滞，胸腹疼痛，常配伍牡丹皮、赤芍、延胡索、川芎等；用于产后瘀血滞留腹中，痛如锥刺，常与川牛膝、川芎、红花、当归等同用。

[**用量用法**] 6～15g，水煎服，外用适量。

[**禁忌**] 脾胃虚弱，食少泄泻者忌服。本品大量应用，可引起头昏恶心和暂时的白细胞减少等反应，故需注意其用量，一般不宜超过 30g。凡脾功能亢进及白细胞减少者禁用。

[**按语**] 本品治疗浊毒内蕴、湿热瘀阻的肠痈、肺痈、疮毒等疾病，疗效良好。

玄　参

[**性味归经**] 苦、甘、咸，寒。入肺、胃、肾经。

[**功效应用**]

1. 滋阴降火　用于温热病热入营分，身热，口干，舌绛，常配伍生地、麦冬、黄连、金银花等，方如清营汤；用于温热病邪陷心包，神昏谵语，常配伍水牛角、麦冬、连翘心等，方如清宫汤；用于胃阴不足，虚火上炎，咽喉白腐焮痛，烦热口渴，常配伍生地、麦冬、牡丹皮，方如养阴清肺汤；用于肺阴不足，或肺阴耗伤，虚热燥咳，痰少，或肺痨咳嗽，骨蒸潮热，五心烦热，盗汗，常配伍沙参、百合、地骨皮、知母等。

2. 凉血化斑　用于温病血热发斑发疹，疹色紫黯，口干，舌绛，常配伍石膏、水牛角、知母等，方如化斑汤，也可与升麻、甘草同用，即玄参升麻汤。

3. 解毒散结　用于脱疽，常配伍金银花、甘草、当归，即四妙勇安汤；用于瘰疬痰核，可重用玄参，并配牡蛎、贝母，方如玄参牡贝汤；用于热毒疮疡，多与金银花、连翘、紫花地丁等同用。

[**用量用法**] 10 ～ 15g，煎服。

[**禁忌**] 脾胃虚寒，胸闷少食者不宜用。反藜芦。

[**按语**] 玄参清热凉血、泻火解毒、滋阴，治疗浊毒内蕴、瘀血阻络型慢性萎缩性胃炎疗效良好。

紫　草

[**性味归经**] 甘，寒。入心、肝经。

[**功效应用**]

1. 凉血活血，透发疹毒　用于血热毒盛而致痘疹不透，欲出不畅，或斑疹紫黑，身热烦渴，常配伍蝉蜕、赤芍等，方如紫草快斑汤；如痘疹兼有咽喉肿痛，吞咽困难，又可与牛蒡子、山豆根、连翘等配伍，方如紫草消毒饮。

2. 解毒敛疮　用于热毒疮疖，红肿热痛，常配伍紫花地丁、蒲公英、红花等；用于疮疡肿毒，溃久不敛，可与当归、血竭、白芷等制膏外用，方如生肌玉红膏；用于烫火伤，湿疹，耳道发炎，可用紫草与香油（1:2）、凡士林、羊毛脂等，制成紫草膏外用。

[**用量用法**] 3 ～ 10g，水煎服，外用适量。

[**禁忌**] 脾胃虚寒，大便溏泻者忌用。

[**按语**] 紫草清热、凉血、活血，治疗浊毒内蕴、瘀血阻络的胃痛、积聚、胁痛等病疗效良好。

黄　芩

[**性味归经**] 苦，寒。入肺、胃、胆、大肠经。

[**功效应用**]

1. 清热燥湿　用于湿温发热、胸闷、口渴不欲饮，以及湿热泻痢、黄疸等症。对于湿温发热，与滑石、白蔻仁、茯苓等配合应用；对于湿热泻痢、腹痛，与白芍、葛根、甘草等同用；对于湿热蕴结所致的黄疸，可与茵陈、栀子、淡竹叶等同用。

2. 泻火解毒、止血　用于热病高热烦渴，或肺热咳嗽，或热盛迫血外溢以及热毒疮疡等。治热病高热，常与黄连、栀子等配伍；治肺热咳嗽，可与知母、桑白皮等同用；治血热妄行，可与生地、牡丹皮、侧柏叶等同用；对热毒疮疡，可与金银花、连翘等药同用。

此外，本品又有清热安胎作用，可用于胎动不安，常与白术、竹茹等配合应用。

[**用量用法**] 3～12g，水煎服，或作丸散。

[**禁忌**] 脾胃虚寒者忌用。

[**按语**] 临床常用黄芩与生石膏、栀子等配伍，用于治疗中焦湿热，浊毒内蕴之泻痢腹痛、里急后重、胸闷、口干；在治疗肺热咽干，咽痛，口鼻干燥，咳痰时亦常用；与茵陈、大黄等配伍用于治疗湿热内蕴之黄疸，常用量为15g。

黄　连

[**性味归经**] 苦，寒。入心、肝、胆、胃、肺、大肠经。

[**功效应用**]

清热燥湿，泻火解毒　用于湿热内蕴等证，如肠胃湿热、呕吐、泻痢等，配伍黄芩、大黄、木香、葛根、半夏等。用于温病高热，口渴烦躁，血热妄行，以及热毒疮疡等。治温病高热、心火亢盛，配伍栀子、连翘等；对于血热妄行，可配伍黄芩、大黄等同用；对热毒疮疡，可配伍赤芍、牡丹皮等同用。此外，黄连还可用于胃火炽盛的中消证，可配合天花粉、知母、生地等同用。

[**用量用法**] 2～10g，水煎服，外用适量。清热泻火燥湿宜生用；清胃止呕宜姜汁炙用，清肝胆火宜猪胆汁炙用，清上焦热宜酒炒用。

[**禁忌**] 阴虚烦躁、脾虚泄泻、产后血虚、阴虚潮热者均当慎用或忌用。

[**按语**] 临床上黄连与黄芩、绞股蓝、半边莲、鸡骨草等配伍，用于治中焦湿热、浊毒内蕴之泻痢腹痛、里急后重，肝火犯胃，肝胃不和，湿热中阻之恶心、呕吐。在治疗湿热浊毒内蕴所导致的胃脘堵闷、纳呆、舌苔黄腻等症时，常将黄连与茵陈配伍，共奏清热化浊解毒之功。

黄　柏

[**性味归经**] 苦，寒。入肾、膀胱、大肠经。

[**功效应用**]

1. 清热燥湿　用于湿热带下，热淋涩痛，常配伍芡实、车前子等；用于湿热泻痢，黄疸，配伍白头翁、黄连、秦皮等；配栀子，可用治湿热郁蒸之黄疸；用于湿热脚气，痿证，常配伍苍术、牛膝等。

2. 泻火解毒　用于湿毒肿疡、湿疹、口疮疔肿、烫伤等，随证配用，内服外敷皆可。

3. 退虚热　用于骨蒸劳热，盗汗、遗精，常配伍知母、生地、山药等。

[**用量用法**] 3～10g，水煎服或入丸散。外用适量。黄柏生用泻实火，清热燥湿，泻火解毒之力强；炒用可缓其寒性，免伤脾胃；盐水炙炒，入肾泻相火之力增强，并清退虚热；酒炒以清上焦血热；炒炭清热泻火之力虽减，但清热止血功著。

[**禁忌**] 脾虚泄泻，胃弱食少，阳虚发热，阴虚小便不利，肾阳不足者忌用。

[**按语**] 临床常用黄柏与黄连、黄芩等配伍，用于治疗中焦湿热，浊毒内蕴之泻痢腹痛、里急后重、胸闷、口干等，常用量为15g。亦常将苍术与黄柏配伍治疗因浊热下注而导致的白带色黄，小便色黄、有灼热感，大便质稀黏腻不爽、便后肛门灼热感之症。

龙胆草

[**性味归经**] 苦，寒。入肝、胆、胃经。

[**功效应用**]

清热燥湿，泻肝定惊　用于湿热黄疸，小便淋痛，阴肿阴痒，湿热带下，肝胆实火之头胀头痛，目赤肿痛，耳聋耳肿，胁痛口苦，热病惊风抽搐等。

[**用量用法**] 3～6g，水煎服。

[**禁忌**] 脾胃虚寒者忌用。

[**按语**] 临床常用龙胆草与栀子、黄芩等配伍，用于治疗肝胆湿热之耳聋耳鸣、口苦，常用量为15g。

栀　子

[**性味归经**] 苦，寒。入心、肝、肺、胃、三焦经。

[**功效应用**]

1. 泻火除烦　用于热病心烦、躁扰不宁，可与淡豆豉同用，如栀子豉汤；若配伍黄芩、黄连、黄柏等，可用于热病火毒炽盛，三焦俱热而见高热烦躁、神昏谵语者，如黄连解毒汤。

2. 清热利湿　本品有清利下焦肝胆湿热之功效，可用治肝胆湿热郁蒸之黄疸、小便短赤者，常配茵陈、大黄等药同用，如茵陈蒿汤；或配黄柏用，如栀子柏皮汤。

3. 凉血解毒　本品善清利下焦湿热而通淋，清热凉血以止血，故可用于血淋涩痛或热淋证，常配木通、车前子、滑石等药用，如八正散；用于火毒疮疡、红肿热痛者，常配伍金银花、连翘、蒲公英。

4.凉血止血 焦栀子功善清热凉血，可用于血热妄行之吐血、衄血等症，常配白茅根、大黄、侧柏叶等药用，如十灰散。

[用量用法]3～10g，外用适量。清热泻火宜生用，止血宜炒炭用。

[禁忌]脾胃虚寒，食少便溏者慎用。用时中病即止，不可久服。

[按语]本品苦寒清降，能清泻三焦火邪、泻心火而除烦，为治热病心烦、躁扰不宁之要药，临床常用栀子与淡豆豉等配伍，用于治疗热扰心神之失眠、心烦，常用量为15g。

苦 参

[性味归经]苦，寒。入心、肝、胃、大肠、膀胱经。

[功效应用]

1.清热燥湿 用于湿热泻痢、里急后重，配伍白头翁、黄连、黄柏，如白头翁汤；治疗湿热带下，阴痒，配伍牡丹皮、当归。

2.祛风杀虫 用于肝热目赤肿痛，目生翳膜，可单用煎水洗眼；用于湿疹疥癣引起的皮肤瘙痒疗效明显。煎汤外洗治疗滴虫性阴道炎。

[用量用法]3～10g，水煎服，外用适量。

[禁忌]脾胃虚寒者忌用。反藜芦。

[按语]临床常用苦参与木香等配伍，用于治疗湿热浊毒内蕴之泻痢、便血，常用量为15g。

秦 皮

[性味归经]苦、涩，寒。入肝、胆、大肠经。

[功效应用]

1.清热燥湿，止痢，止带 用于湿热泻痢，带下阴痒，配以白头翁、黄连、黄柏用治湿热泻痢、里急后重，如白头翁汤；治疗湿热带下，配以牡丹皮、当归。

2.清肝明目 用于肝热目赤肿痛，目生翳膜，可单用煎水洗眼；或配以栀子、淡竹叶煎服，如秦皮汤。

另外，本品还可用于风湿痹证。

[用量用法]3～10g，水煎服。外用可煎水洗眼。

[禁忌]胃虚食少，肠中无湿热者忌用。

[按语]常用秦皮与白头翁、黄连、黄柏等配伍，用于治疗湿热内蕴之泻痢、里急后重。常用量为15g。

海 藻

[**性味归经**] 咸，寒。入肝、胃、肾经。

[**功效应用**]

1. 化痰软坚散结　用于瘿瘤，常配伍昆布、青皮等，方如海藻玉壶汤；用于瘰疬，常配伍夏枯草、连翘等，方如内消瘰疬丸；用于睾丸肿痛，疝气，常配伍昆布、牡蛎等，方如济生橘核丸。

2. 利水消肿　用于水肿胀满或脚气水肿，常配伍茯苓、大腹皮等。

[**用量用法**] 10～15g，水煎服。

[**禁忌**] 反甘草。

[**按语**] 海藻功能消痰软坚，为治疗瘿瘤的要药，常配合昆布等应用；此外，由于它具有良好的消痰软坚作用，又多用于治疗痰核瘰疬等症。

昆 布

[**性味归经**] 咸，寒。入肝、胃、肾经。

[**功效应用**]

1. 消痰散结　用于瘿瘤、瘰疬、痰核，常配伍海藻、海蛤壳等，方如昆布丸。

2. 利水消肿　用于水肿胀满，脚气水肿，常配伍防己、木通、茯苓等。

[**用量用法**] 10～15g，水煎服。

[**禁忌**] 脾虚便溏者不宜用。

[**按语**] 本品含有多种有机物和碘、钾、钙、铁等元素，还含蛋白质、脂肪酸、糖类、多种维生素和尼克酸等，可防治地方性甲状腺肿，显著降低胆固醇。常食海带能增加碘的摄入，大量增加钙的吸收，并具有防癌作用。

七、温里药

吴茱萸

[**性味归经**] 辛、苦，热。有小毒。入肝、脾、胃经。

[**功效应用**]

1. 散寒止痛　用于厥阴头痛，干呕吐涎沫，苔白脉迟，常配伍生姜、人参等，方如吴茱萸汤；用于冲任虚寒，寒凝胞宫之痛经，常配伍桂枝、当归、川芎等。

2. 降逆止呕　本品辛热苦燥，对于因寒而致呕吐吞酸者用之颇佳。

3. **助阳止泻** 用于脾肾虚寒，五更泄泻，常配伍肉豆蔻、补骨脂、五味子，方如四神丸。

[**用量用法**] 1.5～5g，水煎服。外用适量。

[**禁忌**] 阴虚有热者忌用。

[**按语**] 此药主要治疗肝气郁滞、肝气犯胃而致的胁痛、胃痛等，常与柴胡、青皮、香附等配伍；吴茱萸与黄连同用，方为左金丸，既有降逆止呕，制酸止痛之效，又可制约其辛温燥热之性，两者配合，一温一清，辛开苦降，相辅相成。

八、泻下药

大 黄

[**性味归经**] 苦，寒。入脾、胃、大肠、心包、肝经。

[**功效应用**]

1. **攻积导滞** 用于胃肠实热积滞，腹胀腹满，大便秘结，甚至高热，神昏谵语，常配伍芒硝、枳实、厚朴，方如大承气汤；若里热实结而气血虚者，可配伍人参、当归等，方如黄龙汤；若热结伤阴，大肠燥结者，可配伍芒硝、生地、麦冬、玄参，方如增液承气汤；若阴寒冷积大肠，大便秘结，腹痛，手足不温，宜与附子、干姜、党参配伍，方如温脾汤；用于湿热积滞，久留肠胃，下痢脓血，泻痢不爽，常与黄连、芍药、木香、槟榔等配伍，方如芍药汤。

2. **泻火解毒** 用于血热吐血、衄血，常配伍黄芩、黄连，方如泻心汤；用于胃火上炎，牙龈及咽喉肿痛，常配伍石膏、知母、玄参、牛膝等；用于肝火上炎，目赤肿痛，羞明多泪，常配伍菊花、栀子等；用于肠痈腹痛，常配伍芒硝、桃仁、牡丹皮，方如大黄牡丹皮汤；用于热毒疮痈、丹毒及烫火伤，常配伍野菊花、蒲公英，既可内服，又可外敷。

3. **活血化瘀** 用于瘀血经闭，常配伍当归、红花等，方如无积丸；用于产后瘀阻，常配伍桃仁、土鳖虫等，方如下瘀血汤；用于跌打损伤，瘀血肿痛，常配伍桃仁、当归尾、穿山甲等，方如复元活血汤。

4. **利尿退黄** 用于热淋，常配伍栀子、木通、车前子等，方如八正散；用于湿热黄疸，常配伍茵陈、栀子，方如茵陈蒿汤。

[**用量用法**] 3～12g，水煎服，入汤剂不宜久煎，可浸泡代茶饮。外用适量。泻下通便宜生用；酒炒善清上部热，且能活血；止血宜炒炭用。生用力猛，熟用力缓。

[**禁忌**] 凡表证未罢，气虚血弱，脾胃虚寒无实热瘀滞者忌用。妇女胎前产后、月经期、哺乳期均当慎用。

[**按语**] 大黄治疗浊毒内蕴，下结于肠所致的大便秘结之症，给邪以出路，可将体内浊毒排出体外，达到祛病除根的作用。并自拟软肝降酶汤治疗肝硬化，灵活配伍茵陈、五味子、鳖甲、山甲珠、垂盆草、大黄、柴胡、田基黄以软肝降酶，每收良效。

芒 硝

[**性味归经**] 咸、苦，寒。入胃、大肠经。

[**功效应用**]

1. 泻热通便 用于胃肠实热积滞，大便燥结，腹胀腹痛，常与大黄相须为用，方如大承气汤、调胃承气汤。

2. 清热解毒 用于咽喉肿痛，口舌生疮，常以芒硝干燥制得玄明粉，与朱砂、硼砂、冰片同用，方如冰硼散；用于目赤肿痛，可用玄明粉溶液点眼；用于疮痈，湿疹，可以本品溶于水，取汁涂搽患处；用于肠痈，可配大黄、大蒜捣烂外敷。

[**用量用法**] 10～15g，冲入药汁内或开水溶化后服，不入煎剂。外用适量。

[**禁忌**] 孕妇忌用。

[**按语**] 治疗湿热阻滞中焦的大便秘结，常与大黄相配伍，同时在通利大便的同时可将体内的湿热、浊毒之邪排出体外。

九、活血化瘀药

莪 术

[**性味归经**] 辛、苦，温。入肝、脾经。

[**功效应用**]

1. 破血行气 用于气滞血瘀之闭经、癥瘕积聚、胁下痞块、产后瘀阻腹痛等症，常与三棱相须为用。

2. 消积止痛 用于痰积痰滞，脘腹胀痛，常配伍莪术、青皮、半夏、麦芽，方如三棱煎；用于积滞内停，生湿蕴热，大便秘结或泻痢后重，常配伍木香、槟榔、大黄等，方如木香槟榔丸。

[**用量用法**] 3～10g，水煎服。醋炙后止痛作用加强。

[禁忌] 月经过多者及孕妇忌用。

[按语] 治疗萎缩性胃炎癌前病变浊毒内蕴者，可攻坚散结。

斑　蝥

[性味归经] 辛，寒；有毒。入肝、胃经。

[功效应用]

1. 攻毒蚀疮　用于痈疽脓熟不溃，可配大蒜捣膏外敷；用于顽癣，可配樟脑浸酒后搽患处；用于瘰疬、瘘管，可配白矾、白砒、青黛等研末撒疮上。

2. 破癥散结　用于气血瘀滞而致癥瘕痞块，或气血刺痛，常与玄明粉研末，为丸服。

[用量用法] 外用适量，研末敷贴发泡，或酒浸涂。内服 0.03 ~ 0.06g，作丸散服。

[禁忌] 体弱及孕妇忌服。内服不可过量。

[按语] 斑蝥素对治疗恶性肿瘤、皮肤病、白癜风及顽癣有特效，配伍大黄、桃仁、全蝎、蜈蚣等药，在胃癌及癌前病变的预防和治疗上取得了很大的进步。

十、补阴药

鳖　甲

[性味归经] 咸，寒。入肝经。

[功效应用]

1. 滋阴潜阳　用于阴虚劳热，骨蒸盗汗，常配伍青蒿、地骨皮、柴胡等；用于热病后期，夜热早凉，热退无汗，体弱消瘦，常配伍青蒿、知母、生地、牡丹皮，方如青蒿鳖甲汤；用于久病阴血内耗，手足蠕动，常配伍龟甲、生地、白芍等，方如三甲复脉汤。

2. 软坚散结　用于疟疾日久，形成疟母，常配伍柴胡、黄芩、牡丹皮等，方如鳖甲煎丸；用于经闭，癥瘕，常配伍大黄、桃仁等。

[用量用法] 10 ~ 30g，宜先煎。滋阴潜阳宜生用，软坚散结宜醋炙用。

[禁忌] 阳虚无热，胃热呕哕，脾虚泄泻者，均不宜用。

[按语] 鳖甲散上清液对小鼠淋巴细胞白血病（L1210）、HL-60 和胃癌 803 细胞生长均有抑制作用，临床上对胃癌前疾病可辨证应用。

十一、平肝息风药

僵 蚕

[性味归经] 咸、辛，平。入肝、肺经。

[功效应用]

1.息风止痉　用于痰热壅盛及肝风内动所致急惊风，常配伍牛黄、全蝎等，方如千金散；用于脾虚久泻之慢惊风，常配伍天麻、党参、白术等，方如醒脾散；用于中风口眼㖞斜，常配伍白附子、全蝎，方如牵正散；用于癫痫，常配伍蜈蚣、蝉蜕、全蝎等。

2.疏散风热　用于肝经风热，头痛，目赤，常配伍桑叶、木贼等，方如白僵蚕散；用于风热咽痛，吞咽困难，常配伍桔梗、薄荷等，方如六味汤。

3.化痰散结　用于瘰疬痰核，常配伍浙贝母、夏枯草、海藻等。

[用量用法] 3～10g，水煎服；研末吞服，每次1～1.5g。散风宜生用，其余宜炒制用。

[按语] 僵蚕可败毒抗癌、祛风解痉、散结消肿。

牡 蛎

[性味归经] 咸、涩，微寒。入肝、肾经。

[功效应用]

1.镇静安神　用于神志不安，胆怯惊恐，心悸怔忡，失眠多梦，常与龙骨相须为用。

2.益阴潜阳　用于阴虚阳亢，烦躁不安，头晕目眩，耳鸣，心悸失眠，常配伍龙骨、龟甲、牛膝等，方如镇肝息风汤；用于热病伤阴，虚风内动，四肢抽搐，常配伍龟甲、阿胶、天麻等，方如大定风珠。

3.收敛固涩　用于自汗盗汗，常配伍麻黄根、浮小麦、黄芪等，方如牡蛎散；用于遗精滑精，常配伍莲须、芡实等，方如金锁固精丸；用于崩漏带下，常配伍阿胶、续断等，方如牡蛎丸。

4.软坚散结　用于瘰疬痰核，常配伍玄参、贝母，方如清瘰丸。

[用量用法] 15～30g，先煎。制酸、收敛固涩煅用，其余生用。

[按语] 煅牡蛎为制酸剂，有和胃镇痛作用，治胃酸过多，与乌贼骨、浙贝母共研为细末，内服取效。身体虚弱，盗汗及心悸动惕，脾胃虚寒，慢性腹泻便溏者不宜多用。

蜈 蚣

［**性味归经**］辛，温；有毒。入肝经。

［**功效应用**］

1.息风止痉　用于惊风抽搐，常与全蝎相须为用，方如止痉散；用于小儿急惊风及破伤风，常配伍全蝎、僵蚕、钩藤等，方如撮风散；用于中风口眼㖞斜，常配伍防风、僵蚕等。

2.祛风通络　用于顽固性偏头痛，风湿顽痹，常配伍全蝎、天麻、川芎等。

3.攻毒散结　用于疮痈肿毒，常配伍雄黄；用于瘰疬痰核，常配伍全蝎、胡桃仁、鹿角粉。

［**用量用法**］1～3g，水煎服；研末吞服，每次0.6～1g。外用适量。

［**禁忌**］孕妇忌用。

［**按语**］蜈蚣善于搜剔入络之邪，使邪去正气来复。虽然具有毒性，然临床适量巧妙应用，配伍土鳖虫、水蛭、斑蝥、全蝎等虫类药，以毒攻毒，治疗癌前期病变每每收到意想不到的效果。

十二、理气药

枳 实

［**性味归经**］苦、辛，微寒。入脾、胃、大肠经。

［**功效应用**］

1.破气消积　用于食积不化，脘痞腹胀，偏于虚者，可与白术同用，方如枳术丸；偏于实者，常配伍山楂、神曲、麦芽等。用于胃肠实热积滞，热结便秘，腹痛胀满，可与大黄、厚朴同用，方如大承气汤；用于湿热痢疾，常配伍黄连、大黄、茯苓等，方如枳实导滞丸。

2.化痰除痞　用于痰热结胸，咯痰黄稠，胸脘痞闷作痛，常配伍黄连、半夏、瓜蒌，方如小陷胸加枳实汤；用于痰浊内阻之胸痹轻证，可配伍橘皮、生姜，方如橘枳姜汤；用于胸痹兼心下痞满，气从胁下上逆，常配伍瓜蒌、薤白、桂枝，方如枳实薤白桂枝汤。

［**用量用法**］3～10g，大量可用到30g，水煎服。炒制后作用较缓。

［**禁忌**］脾胃虚弱及孕妇慎用。

［**按语**］与大黄、芒硝、厚朴等同用，治疗胃肠积滞，热结便秘，腹满胀痛；与

黄连、瓜蒌、半夏同用治疗痰热结胸；与川芎等配伍，治疗气血阻滞之胸胁疼痛等。

第六节　慢性胃炎浊毒证常用方剂

藿香正气散

[**来源**]《太平惠民和剂局方》。

[**组成**] 大腹皮 30g，白芷 30g，紫苏 30g，茯苓 30g，半夏曲 60g，白术 60g，陈皮 60g，厚朴 60g，桔梗 60g，藿香 90g，炙甘草 75g，生姜 5 片，大枣 1 枚。

[**用法**] 水煎温服。

[**功用**] 解表化浊，理气和中。

[**主治**] 外感风寒，内伤浊邪证。胸脘满闷，脘腹疼痛，霍乱，呕恶泻痢，头痛，恶寒，发热，舌苔白腻。

[**方义**] 方中藿香辛温，其气芳香，外散在表之风寒，内化脾胃之浊滞，辟秽和中，升清降浊，用量独重为君药。苏叶、白芷辛香发散，外解风寒，兼化湿浊；半夏曲、厚朴燥湿化浊和胃，降逆止呕。此二组药助藿香解表化浊，为臣药。桔梗宣利肺气，陈皮理气和中，大腹皮行气消胀，此三味舒畅三焦气机，以助解表化浊；白术、茯苓健脾运湿，和中止泻，共为佐药，生姜、大枣、炙甘草健脾和胃，调和诸药，并为使药。诸药相合，共奏解表化浊、理气和中之功，使风寒得解，湿浊得化，气机调畅，清升浊降，诸症自消。

[**临证加减**] 若里湿重，舌苔厚腻，苍术调成白术；内湿化热，舌苔兼黄者，加黄连、栀子；兼饮食停滞，吞酸吐腐，去甘草、大枣，加神曲、莱菔子；气滞脘腹胀痛较甚者，加延胡索、沉香。

[**注意事项**] 湿热霍乱，伤食吐泻均不宜服此方。

清胃散

[**来源**]《脾胃论》。

[**组成**] 黄连 15g，生地黄 20g，当归 15g，牡丹皮 15g，升麻 9g。

[**用法**] 上药为细末，都作一服，水一盏半，煎至七分，去滓，放冷服之（现代用法：汤剂，水煎温服）。

[**功用**] 清胃凉血解毒。

[**主治**] 胃有积热上冲。牙痛牵引头疼，面颊发热，其齿喜冷恶热，或牙宣出血，或牙龈红肿溃烂，或唇舌腮颊肿痛，口气热臭，口干舌燥，舌红苔黄，脉弦大滑数。

[**方义**] 方中黄连大苦大寒，直泻胃中火毒，为君药。升麻散火解毒，与黄连配伍，升清与降浊并用，宣达郁遏之伏火，有"火郁发之"之意，为臣药。胃热则阴血亦必受损，故以生地黄凉血滋阴；牡丹皮凉血解毒；当归养血和血，为佐药。升麻兼以引经为使。诸药合用，共奏清胃凉血解毒之功。

[**临证加减**] 兼便秘难下，加大黄以导热下行；口干欲饮，去当归，加芦根、石膏清热生津；口疮日久难愈，加连翘、竹叶、儿茶清心凉血。

[**注意事项**] 风寒牙痛及虚火上炎所致的牙龈肿痛者，不宜用。

泻黄散

[**来源**]《小儿药证直诀》

[**组成**] 藿香叶 15g，栀子 15g，防风 15g，石膏 20g，甘草 15g。

[**用法**] 上药锉，同蜜、酒微炒香，为细末。每服一至二钱（3～6g），水一盏，煎至五分，温服清汁，无时（现代用法：汤剂，水煎温服）。

[**功用**] 清胃热，泄郁毒。

[**主治**] 脾胃伏火证。目疮口臭，烦渴易饥，口燥唇干，舌红脉数，以及脾热弄舌等。

[**方义**] 方中石膏辛甘大寒，泻脾胃之毒；栀子苦寒，泻心脾之火，共为君药。防风得石膏、栀子之助，升散脾中伏火，属"火郁发之"之法，为臣药。藿香芳香发散，理气调中，亦助防风升散脾胃伏火，为佐药。甘草泻火和中，为使药，原方用蜜、酒调服，乃泻脾而不伤脾之意。

[**临证加减**] 烦躁不宁者，加灯心草、赤茯苓清心降火；小便短赤，加滑石、车前子清热利水，亦能引火下行。

[**注意事项**] 阴虚有热者不宜用；小儿先天不足，大脑发育不全而弄舌者，不宜用。

玉女煎

[**来源**]《景岳全书》。

[**组成**] 石膏 15g，熟地 15g，麦门冬 15g，知母 15g，牛膝 15g。

[**用法**] 上药用水一盅半，煎七分，温服或冷服（现代用法：汤剂，水煎温服）。

[**功用**] 清胃热，滋肾阴。

［**主治**］胃热阴虚证。烦热干渴，头痛，牙痛，齿松牙衄，舌红苔黄而干，脉浮洪而大，重按无力。亦治消渴，消谷善饥等。

［**方义**］方中石膏辛甘大寒，清胃火余热而不损阴，为君药。熟地黄滋阴降火，清热解毒为臣药。君臣相伍，清火滋水，虚实兼顾。知母滋清兼备，助石膏清泻胃热，又助熟地黄滋养肾阴；麦门冬甘润，助熟地滋肾阴，而润胃燥，共为佐药。牛膝导热引血下行，且补肝肾，以降上炎之火，而止上溢之血，为使药。诸药合用，共奏清胃滋肾之功。

［**临证加减**］热伤血络，齿衄出血，去熟地黄，加生地黄、牡丹皮清热凉血；火毒盛者，可加栀子清泄三焦火盛。

［**注意事项**］脾虚便溏者，不宜用。

凉膈散

［**来源**］《太平惠民和剂局方》。

［**组成**］大黄 6g，芒硝 3g，甘草 6g，栀子 15g，荷叶 15g，黄芩 12g，连翘 15g。

［**用法**］上研为粗末。每二钱，水一盏，入竹叶七片，蜜少许，煎至七分，去滓，食后温服。小儿可服半钱，更随年龄加减服之，得利下止服（现代用法：汤剂，水煎温服）。

［**功用**］清上泻下，泻毒通便。

［**主治**］上中二焦邪热炽盛证。面赤唇焦，胸膈烦热，口舌生疮，咽喉肿痛。或咽痛吐衄，大便秘结，小便短赤，或大便不畅，舌红苔黄，脉滑数。

［**方义**］方中重用连翘清心肺，解热毒，为君药。黄芩清心胸郁热；栀子通泻三焦之毒，引火下行，为臣药。薄荷、竹叶清泻肺胃心胸之毒；大黄、芒硝泄毒通便，引邪以出路，共为佐药。白蜜、甘草并用，既能缓大黄、芒硝峻泻之力，又可调和脾胃，以防苦寒败胃，为使药。诸药合用，共奏泻毒通便，清上泻下之功。

［**临证加减**］上焦热重伤津，心烦口渴者，加生石膏、天花粉生津止渴；口舌生疮，经久不愈者，加玄参、金银花、青黛清热泻火；热血上行，吐衄不止，加白茅根凉血止血。

［**注意事项**］本方药物多苦寒辛散，表里无实热者，不宜用。

左金丸

［**来源**］《丹溪心法》。

［**组成**］黄连 18g，吴茱萸 3g。

[**用法**] 为末，水泛为丸，每服 2 ～ 3g，温开水送服（现代用法：汤剂，水煎温服）。

[**功用**] 清肝泻毒，和胃降逆。

[**主治**] 肝火犯胃证。胁肋胀痛，呕吐吞酸，嘈杂嗳气，口苦咽干，舌红苔黄，脉弦数。

[**方义**] 方中重用黄连为君，泻心火以平肝木，使肝火得清，自不横逆犯胃；黄连亦善清泻胃热，胃火降则其气自和。肝胃同治，标本兼顾。配以辛热之吴茱萸，疏肝解郁，降逆止呕，以使肝气条达，并制黄连之寒，以免折伤中阳，使泻火而无凉遏之弊；两者合用，一寒一热，辛开苦降，以共收清泻肝火，降逆止呕之效。

[**临证加减**] 脘腹胀满者，加枳实、厚朴以行气和胃；胃脘隐痛绵绵者，加延胡索、蒲公英以活血止痛；肝气郁滞者，加柴胡、郁金、合欢皮以疏肝理气。

[**注意事项**] 用药时黄连与吴茱萸的用量比例宜为 6∶1。本方药物多苦寒辛散，素体阴虚及脾胃虚寒者，不宜用。

旋覆代赭汤

[**来源**]《伤寒论》。

[**组成**] 旋覆花 15g，代赭石 15g，人参 6g，甘草 6g，半夏 9g，生姜 9g，大枣 12 枚。

[**用法**] 汤剂，水煎温服。

[**功用**] 和胃降逆，下气化痰。

[**主治**] 胃气虚弱，痰浊内阻证。心下痞硬，噫气不除；或气逆不降，反胃呃逆，吐涎沫，舌淡苔白滑，脉弱而虚。

[**方义**] 方中旋覆花性味咸温，下气消痰，降逆止呃，为君药。代赭石重镇降逆，助君药下气化痰止呕，配合半夏、生姜散水气，化痰结，共为臣药。人参、甘草、大枣，甘温益气而补虚，为佐药。甘草调和诸药，兼作使药。诸药合用，共奏和胃降逆、下气化痰之功。

[**临证加减**] 胃灼热吐酸者，加生石膏、煅瓦楞子清胃制酸；胃热呕恶频频者，加苏叶、黄连和胃止呕；痰多苔腻者，加陈皮、茯苓理气化痰。

[**注意事项**] 胃虚有热者，不宜用。

连朴饮

[**来源**]《霍乱论》。

[组成] 厚朴 6g, 黄连 3g, 石菖蒲 3g, 半夏 3g, 淡豆豉 9g, 栀子 9g, 芦根 60g。

[用法] 水煎温服。

[功用] 清热化浊, 理气和中。

[主治] 湿热霍乱。上吐下泻, 胸脘痞闷, 心烦躁扰, 小便短赤, 舌苔黄腻, 脉滑等。

[方义] 方中黄连清热燥湿, 厚肠止泻; 厚朴行气化浊, 消痞除闷。两者合用, 苦降辛开, 使气化浊行, 浊去热清, 升降复常, 共为君药。芦根清热除烦止呕, 半夏燥湿和胃而降逆, 石菖蒲芳香辟秽以化浊, 三药共为臣药, 半夏配石菖蒲有化浊和中、降逆止呕之长。栀子、豆豉, 宣泄胸脘郁热, 栀子并能清利三焦, 助黄连苦降泄热, 为佐药。诸药合而成方, 共奏清热化湿、开郁化浊、升降气机之功。

[临证加减] 腹泻偏重者, 可加薏苡仁、茯苓、泽泻以利湿止泻; 湿热损伤肠道气血, 下痢后重者, 加木香、白芍以调和气血。

[注意事项] 寒湿霍乱者, 本方忌用。

蒿芩清胆汤

[来源]《重订通俗伤寒论》。

[组成] 青蒿 6g, 竹茹 9g, 半夏 5g, 茯苓 9g, 黄芩 9g, 枳壳 5g, 陈皮 5g, 滑石 6g, 甘草 1g, 青黛 3g。

[用法] 水煎温服。

[功用] 清胆利浊, 和胃化痰。

[主治] 少阳湿热, 痰浊内阻证。寒热如疟, 寒轻热重, 口苦膈闷, 吐酸苦水, 或呕吐黄涎而黏, 甚或干呕呃逆, 胸胁胀满, 舌红苔白或黄腻, 间现杂色, 脉滑数。

[方义] 方中青蒿清暑热以透邪, 黄芩化湿热以利胆, 共为君药; 竹茹、陈皮、半夏、枳壳理气降逆, 和胃化痰, 均为臣药; 茯苓、碧玉散淡渗利浊, 并导胆热下行, 为佐、使药。诸药相合, 共奏清胆热, 化痰浊, 畅气机之功。

[临证加减] 胆热犯胃, 呕吐重者, 与左金丸合用, 以增清胆和胃之功; 湿热发黄, 加茵陈、栀子以增强利湿退黄之功; 经络瘀滞重, 胁痛明显者, 加川楝子、延胡索, 以理气止痛。

[注意事项] 本方为纯属祛邪之剂, 体虚者禁用。

半夏泻心汤

[来源]《伤寒论》。

［**组成**］半夏 12g，黄芩 6g，干姜 9g，人参 9g，炙甘草 9g，黄连 3g，大枣 4 枚。

［**用法**］水煎温服。

［**功用**］寒热平调，消痞散结。

［**主治**］寒热错杂之痞证。心下痞，但满而不痛，或呕吐，肠鸣下利，舌苔腻而微黄。

［**方义**］方中半夏苦辛温燥，善散结消痞，和胃降逆为君药；干姜辛热，温中散寒，助半夏温胃消痞以和阴；黄连、黄芩苦寒清热，清泻里热以和阳，均为臣药。人参、大枣、甘草健脾益气，补虚和中，兼能生津，共为佐药。炙甘草又能调和诸药，兼为使药。七味相合，使寒热得除，气机得畅，升降复常，痞、呕、利等症自愈。

［**临证加减**］气机结滞者加枳实、升麻以开结散滞；食积者加神曲、焦槟榔以消食化积。

［**注意事项**］食积和痰浊内结之痞满者不宜使用此方。

大承气汤

［**来源**］《伤寒论》。

［**组成**］大黄 12g，厚朴 15g，枳实 12g，芒硝 9g。

［**用法**］水煎服，大黄后下，芒硝溶服。

［**功用**］峻下热结，通腑泄浊。

［**主治**］

1. 阳明腑实证。大便不通，频转矢气，脘腹痞满，腹痛拒按，按之硬，甚或潮热谵语，手足濈然汗出。舌苔黄燥起刺，或焦黑燥裂，脉沉实。

2. 热结旁流。下利清水，色纯青，脐腹疼痛，按之坚硬有块，口舌干燥，脉滑实。

3. 里热实证之热厥、痉病或发狂等。

［**方义**］方中大黄泻热泄浊而通便，荡涤肠胃，为君药。芒硝助大黄泻热通便，并能软坚润燥，为臣药，两者相须为用，峻下热结之力甚强。积滞内阻，则腑气不通，故以厚朴、枳实行气散结，消痞除满，并助硝、黄推荡积滞以加速热结之排泄，共为佐使。四药相合，共奏峻下热结之效。

［**临证加减**］痞满较重者可重用厚朴，痞满较轻者可减轻厚朴用量。

［**注意事项**］凡气阴亏虚、表证不解、燥结不甚者，及年老、体弱、孕妇等，均不宜用。

枳实导滞丸

[来源]《内外伤辨惑论》。

[组成]大黄30g，神曲15g，枳实15g，黄芩9g，黄连9g，白术9g，茯苓9g，泽泻6g。

[用法]共为末，水泛为丸，每服6～9g，食后温开水送服。

[功用]消滞利浊，泄热通便。

[主治]湿热积滞证。脘腹痞闷，腹痛，大便窘迫，小便黄赤涩少，或大便不通，舌苔黄腻，脉沉有力。

[方义]方中重用大黄为君，攻积泄热，枳实为臣药，行气消积，两者相合，攻下破气，排除积滞，积滞消除，则腹部胀痛立减，即所谓"通则不痛"。黄连、黄芩，燥湿清热；泽泻、茯苓，利浊下行；四药清利浊毒，在大黄、枳实的配合之下使肠中垢腻浊邪得以外泄，刺激因素得以消除，所以泻痢得之可止，便秘得之可通；神曲消食健脾，白术补脾固胃，以防黄芩、黄连、大黄苦寒伤胃，共为佐药。诸药相伍，使积滞去，湿热清，气机畅。

[临证加减]胀满较重，里急后重者，可加木香、槟榔等以理气导滞；若热毒泻痢者，宜加金银花、白头翁以清热解毒止痢；若兼呕吐者，宜加竹茹以清胃止呕。

[注意事项]泻痢而无积滞者或兼脾胃虚弱者不可妄投。孕妇慎用。

木香槟榔丸

[来源]《医方集解》。

[组成]木香50g，槟榔50g，枳壳50g，陈皮50g，青皮50g，香附150g，三棱50g，莪术50g，黄连50g，黄柏150g，大黄150g，牵牛子200g，芒硝100g。

[用法]共为末，水泛为丸，每服6～9g，食后温开水送服。

[功用]行气泄浊，攻积泻热。

[主治]湿热积滞证。脘腹痞满胀痛，大便秘结，或赤白痢疾，里急后重，舌苔黄腻，脉实有力。

[方义]方中木香、槟榔行气化滞泄浊，消脘腹胀满，且能除里急后重，共为君药。以牵牛子、大黄攻积泄浊、泄热通便；以陈皮、青皮行气化积，助木香、槟榔之力，共为臣药。香附、莪术疏肝解郁，破血中之气；枳壳下气宽肠；黄连、黄柏清热燥湿化浊，且又止痢，皆为佐药。全方行气药与攻下药配伍，共奏行气泄浊，攻积泄热之效。

[临证加减]食积不化，嗳腐厌食者，加山楂、麦芽、鸡内金以消食和胃；气滞

腹胀，疼痛明显者，可加厚朴、砂仁以行气消胀。

[**注意事项**] 老人、体弱者慎用。

达原饮

[**来源**]《温疫论》。

[**组成**] 槟榔 6g，厚朴 3g，草果仁 15g，知母 3g，芍药 3g，黄芩 3g，甘草 1.5g。

[**用法**] 水煎，温服。

[**功用**] 开达膜原，辟秽化浊。

[**主治**] 瘟疫或疟疾，邪伏膜原证。憎寒壮热，或一日 3 次，或一日 1 次，发无定时，胸闷呕恶，头痛烦躁，脉弦数，舌边深红，舌苔垢腻，或苔白厚如积粉。

[**方义**] 方用槟榔辛散湿邪，化痰破结，使邪速溃，为君药。厚朴芳香化浊，理气祛湿；草果辛香化浊，辟秽止呕，宣透伏邪，共为臣药。以上三药气味辛烈，可直达膜原，逐邪外出。凡温热疫毒之邪，最易化火伤阴，故用白芍、知母清热滋阴，并可防诸辛燥药之耗散阴津；黄芩苦寒，清热燥湿，共为佐药。配以甘草生用为使，既能清热解毒，又可调和诸药。全方合用，共奏开达膜原，辟秽化浊，清热解毒之功，可使秽浊得化，热毒得清，阴津得复，则邪气溃散，速离膜原。

[**临证加减**] 若热重者，可加金银花、连翘以清热解毒；若湿浊明显胸闷者，可去知母、芍药，加苍术以燥湿化浊。若胁痛耳聋，寒热往来，呕而口苦者，可加柴胡。

[**注意事项**] 瘟疫与温病属于热盛伤阴者，当忌用。

二陈汤

[**来源**]《太平惠民和剂局方》。

[**组成**] 半夏 15g，橘红 15g，白茯苓 9g，炙甘草 4.5g，生姜 3g，乌梅 1 个。

[**用法**] 水煎，温服。

[**功用**] 燥湿化痰，理气化浊。

[**主治**] 湿痰证。咳嗽痰多，色白易咯，恶心呕吐，胸膈痞闷，肢体困重，或头眩心悸，舌苔白滑或腻，脉滑。

[**方义**] 方中半夏为君，取其辛苦温燥之性，既可燥湿化痰，又可降逆和胃而止呕，使胃气降则生痰无源。橘红为臣，理气燥湿，和胃化痰。佐以茯苓利浊健脾，是脾健则湿除，湿去则痰消；生姜降逆和胃，温化痰饮，用少许乌梅酸而收敛，以防祛痰理气药温燥辛散而伤阴。以炙甘草为使，调和诸药。

[**临证加减**] 治湿痰，可加苍术、厚朴以增燥湿化痰之力；治热痰，可加胆南星、

瓜蒌以清热化痰；治寒痰，可加干姜、细辛以温化寒痰；治风痰眩晕，可加天麻、僵蚕以化痰息风；治食痰，可加莱菔子、麦芽以消食化痰；治郁痰，可加香附、青皮、郁金以解郁化痰；治痰留经络之瘰疬、痰核，可加海藻、昆布、牡蛎以软坚化痰。

［注意事项］阴虚痰热者不宜用此方。

温胆汤

［来源］《三因极一病证方论》。

［组成］半夏9g，竹茹9g，枳实9g，陈皮12g，炙甘草5g，茯苓5g，生姜3g，大枣1枚。

［用法］水煎，温服。

［功用］理气化痰，化浊利胆。

［主治］胆郁痰扰证。胆怯易惊，头眩心悸，心烦不眠，夜多异梦，或呕恶呃逆，眩晕，癫痫，苔白腻，脉弦滑。

［方义］方中半夏为君，燥湿化痰浊，和胃降逆，使气降则痰降。竹茹为臣，清热化痰，除烦止呕。枳实苦辛微寒，降气化痰，开结除痞；陈皮理气和胃，燥湿化痰，使气顺则痰消；茯苓健脾除湿，使湿去则痰消，此三味共为佐药。生姜和胃化痰，大枣调和诸药，甘草益气和中，兼调和药性，此三味共为佐使。

［临证加减］若心热烦甚者，加黄连、栀子、淡豆豉以清热除烦；失眠者，加琥珀粉、远志以宁心安神；惊悸者，加珍珠母、生牡蛎、生龙齿以重镇定惊；呕吐呃逆者，酌加苏叶、枇杷叶、旋覆花以降逆止呕；眩晕者，可加天麻、钩藤以平肝息风；癫痫抽搐者，可加胆南星、钩藤、全蝎以息风止痉。

［注意事项］本方常用于神经官能症、急慢性胃炎、消化性溃疡、慢性支气管炎、梅尼埃病、更年期综合征、癫痫等属胆郁痰扰者。

小陷胸汤

［来源］《伤寒论》。

［组成］黄连6g，半夏12g，瓜蒌30g。

［用法］水煎，温服。

［功用］祛痰化浊，宽胸散结。

［主治］小结胸病。痰热互结，胸脘痞闷，按之则痛，或咳痰黄稠，舌苔黄腻，脉滑数者。

［方义］方中瓜蒌为甘寒滑润之品，清热涤痰化浊，宽胸散结，可开痰火下行之

路而畅气机，为君药。黄连清热泻火解毒，助瓜蒌泄毒降浊；半夏化痰降逆，开结散痞，两者合用，辛开苦降，善治痰热内阻，共为臣药。三药相合，涤痰化浊泄热，开降气机，使郁结得开，痰浊火热下行，结胸自除。

[临证加减] 痰结气滞见胸脘痞闷较甚者，可加枳实、厚朴；痰热偏甚见咳吐黄痰者加贝母、知母；痰热扰心见心烦较甚者，可加竹叶、栀子。

[注意事项] 湿痰、寒痰及中虚痞满者，本方不宜用。

实脾散

[来源]《重订严氏济生方》。

[组成] 厚朴 30g，白术 30g，木瓜 30g，木香 30g，草果仁 30g，大腹子 30g，附子 30g，茯苓 30g，干姜 30g，炙甘草 15g，生姜 5 片，大枣 1 枚。

[用法] 水煎，温服。

[功用] 温阳健脾，行气利浊。

[主治] 脾肾阳虚，水气内停之阴水。身半以下肿甚，手足不温，口中不渴，胸腹胀满，大便溏薄，舌苔白腻，脉沉弦而迟者。

[方义] 方中以附子、干姜为君，其中附子温脾肾，助气化，行阴水之停滞；干姜温脾阳，助运化，散寒水之互凝；两者合用，温养脾肾，扶阳抑阴。茯苓、白术健脾燥湿，淡渗利浊，使浊邪从小便而利，共为臣药。木瓜芳香醒脾，化湿利浊，以兴脾主运化之功；厚朴、木香、大腹子、草果下气导滞，化湿行浊，使气行则浊邪得化，共为佐药。使以甘草、生姜、大枣调和诸药，益脾和中。群药相伍，共奏温暖脾肾，行气利浊之效。

[临证加减] 若气短乏力，倦惰懒言者，可加黄芪补气以助行水；小便不利，水肿甚者，可加猪苓、泽泻以增利水消肿之功；大便秘结者，可加牵牛子以通利二便。

[注意事项] 阳水者忌用。

第七节　李佃贵教授经验用方

疏肝理气方

[组成] 香附 15g，紫苏 15g，青皮 15g，柴胡 15g，甘草 6g。

[用法] 水煎，温服。

[**功用**] 化浊解毒，疏肝理气。

[**主治**] 浊毒内蕴，肝胃不和证。脘腹胀满，胸脘痞闷，不思饮食，疼痛，嗳气，或有恶寒发热，舌暗红，苔薄黄，脉弦细滑。

[**方义**] 方用香附理气畅中、养血和血；紫苏辛温解表，温中行气；青皮疏肝破气、消积化滞；柴胡始载于《神农本草经》，列为上品，具有疏肝解郁，升举阳气的功效；甘草调和诸药，兼以补中。五味相合，使气机得畅，疏肝安中，痛、胀、嗳气自愈。

[**临证加减**] 内湿化热，舌苔兼黄者，加黄连、栀子；腹泻偏重者，可加薏苡仁、茯苓、泽泻以利湿止泻。

益气养阴方

[**组成**] 龙胆草15g，五味子15g，贯众15g，桑椹15g，蚤休12g。

[**用法**] 水煎，温服。

[**功用**] 清热排毒，益气养阴。

[**主治**] 无症状转氨酶升高。患者无不适症状，仅见肝功能检查转氨酶升高。

[**方义**] 李佃贵教授认为无症状性转氨酶升高多为浊毒内蕴所致。《本草纲目》云，龙胆草可"疗咽喉痛，风热盗汗。相火寄在肝胆，有泻无补，故龙胆之益肝胆之气，正以其能泻肝胆之邪热也"，其性味甘、寒，功专清热燥湿，泻肝胆实火作用甚强；贯众苦、微寒，有小毒，归肝、脾经，可清热解毒，凉血止血，两者合用清热利湿以排毒，并泻肝火为君药。患者久病易伤阴，五味子酸、甘、温，归肺、心、肾经，可益气生津、补肾宁心；《本草经疏》载："桑椹，甘寒益血而除热，为凉血补血益阴之药。"两者养阴生津，滋养肝脏，蚤休亦可清热解毒助君药之力，共为臣药。

[**临证加减**] 湿热重者加用茵陈、金银花、连翘、蒲公英；阴虚重者加用沙参、麦冬、生地、枸杞。

理气和胃方

[**组成**] 百合15g，乌药9g，茯苓15g，白术9g，当归12g，川芎9g，白芍30g，豆蔻15g，鸡内金15g，三七粉2g（冲）。

[**用法**] 水煎，温服。

[**功用**] 化浊解毒，理气和胃。

[**主治**] 浊毒内蕴，脾胃不和证。食欲减退与食后腹胀同时并见，脘腹胀痛甚或腹泻，嗳气，恶心，呕吐等，舌暗红苔黄腻、黄厚腻，脉沉弦细。

［**方义**］中医学应用百合治疗疾病已有两千多年的历史，最早记载于《神农本草经》，甘而微寒，归肺、胃、心经，具有润肺止咳、清心安神和胃之功效。乌药辛、温，归肺、脾、肾、膀胱经，有行气止痛、温中散寒之功用。两者合用，首载于"百合乌药散"，有健脾和胃、行气止痛之功效。白术、茯苓是名方"四君子汤"的臣、佐之药，是治疗脾虚湿盛的常用药对。白术甘温补土，燥湿和中；茯苓甘淡渗利，健脾渗湿。白术以健脾为主，燥湿为辅；茯苓以渗湿为辅，健脾为主。两者合用，一健一渗，一补一利，使水湿得利，脾胃得补。当归、川芎、白芍养肝血，柔肝体，恢复肝正常的顺达之性，肝畅则胃安。豆蔻辛、热，归脾经、胃经，可散寒燥湿、化浊消痞、行气温中、开胃消食。鸡内金甘、寒，归脾、胃、小肠、膀胱经，有健脾消食化积之功效。三七粉止血、散瘀、定痛。

［**临证加减**］胃脘胀满者，加厚朴、枳实理气消痞；胃脘灼热吐酸者，加生石膏、瓦楞子、海螵蛸清胃制酸。

理气活血方

［**组成**］蒲黄9g，五灵脂15g，砂仁9g，延胡索15g，白芷15g，蒲公英15g。

［**用法**］水煎，温服。

［**功用**］化浊解毒，理气活血。

［**主治**］浊毒内蕴，气滞血瘀证。各种因气滞血瘀引起的胃痛、头痛、胁痛，舌质紫黯，苔黄腻或黄厚腻，或见瘀斑、瘀点，脉沉弦涩。

［**方义**］方用蒲黄、五灵脂行血散瘀止痛；砂仁行气化浊，和胃安中；延胡索理气安中，兼以止痛；白芷专入阳明经，辛香发散，外解风寒，兼化湿浊止痛；蒲公英清胃止痛。全方合用，共奏化浊解毒，理气活血之功，使浊毒轻，血瘀散，气滞消。

［**临证加减**］兼饮食停滞，嗳腐吞酸，加神曲、莱菔子以消食化滞；兼气机阻滞甚者加枳实、厚朴、木香，开结散滞。

清胃制酸方

［**组成**］生石膏30g，瓦楞子15g，海螵蛸15g，浙贝母12g，牡蛎20g，黄芩9g，黄连9g，栀子9g。

［**用法**］水煎，温服。

［**功用**］化浊解毒，清胃制酸。

［**主治**］浊毒内蕴所致的胃脘灼热、反酸、嘈杂等症，舌红，苔黄厚腻或黄腻，脉弦滑。

[**方义**] 方中生石膏性大寒，清热泻火，泻肝胃之郁热，为君药；瓦楞子、海螵蛸可制酸止痛，共为臣药；牡蛎味咸、涩，性微寒，归肝、心、肾经，质重镇降，可散可收，浙贝母开郁散结，黄芩、黄连、栀子共清上焦中焦之郁热，共为佐药。

[**临证加减**] 脘痛腹胀者，加枳实、厚朴；疼痛较剧者加延胡索、白芷；大便秘结者，加柏子仁、瓜蒌、火麻仁润肠通便。

和胃降逆方

[**组成**] 厚朴 15g，枳实 15g，半夏 9g，姜黄 9g，绞股蓝 9g。

[**用法**] 水煎，温服。

[**功用**] 化浊解毒，和胃降逆。

[**主治**] 浊毒内蕴，胃气上逆证。恶心、呕吐，胸脘痞闷，便秘，舌暗红，苔黄腻或黄厚腻，脉弦细滑或弦细。

[**方义**] 方用厚朴、枳实行气散结，消痞除满，以除积滞内阻，畅通腑气不通；半夏味辛，性温，有毒，归脾、胃、肺经，燥湿化浊，和中健胃，降逆止呕；姜黄性温，味苦、辛，归脾、肝经，具有破血行气、通经止痛之功效；绞股蓝味苦、微甘，性凉，具有益气健脾，清热解毒之功，有"不老长寿药草""天堂草""小人参"之称，诸药共用以达和胃降逆之功。

[**临证加减**] 胃脘疼痛者，加延胡索、白芷、三七粉活血化瘀；大便偏干可加大黄、芦荟泄浊解毒。

防癌抗癌方

[**组成**] 白花蛇舌草 15g，半枝莲 15g，半边莲 15g，茵陈 15g，板蓝根 15g，鸡骨草 15g，苦参 12g，黄芩 12g，黄连 12g，绞股蓝 12g，黄药子 12g。

[**用法**] 水煎，温服。

[**功用**] 化浊解毒，防癌抗癌。

[**主治**] 癌前期病变或癌症浊毒内蕴型。浊毒内蕴日久所致的癌前期病变、癌变，口苦、口干、不欲饮食，恶心，水肿，舌红或暗红，苔黄厚腻，脉弦滑。

[**方义**] 方中白花蛇舌草苦、甘，寒；无毒，入心、肝、脾经，可清热解毒、利湿；半枝莲味辛、苦，性寒；归肺、肝、肾经，可清热解毒、散瘀止血、利尿消肿；两者合用可加强清热利湿解毒之功，且现代药理研究显示，两者均有抗癌之功效。茵陈苦、辛，微寒。板蓝根苦，寒。鸡骨草甘、苦，凉。苦参味苦，性寒。黄芩苦，寒。黄连苦，寒。六药合用，清热利湿之功尤著。癌症患者多有湿热瘀阻，故予绞股

蓝、黄药子散结消肿为佐。

[临证加减] 痛剧者加用延胡索、白芷、蒲黄、五灵脂；鼓胀者加用茯苓、泽泻、车前子；有出血倾向者加用大蓟、小蓟、白茅根、棕榈炭等。

散结止痛方

[组成] 鳖甲 15g，穿山甲 15g，冬葵子 15g，田基黄 12g，红景天 12g，急性子 12g，大黄 6g。

[用法] 水煎，温服。

[功用] 清热活血，散结止痛。

[主治] 浊毒内蕴之鼓胀。腹部胀满，胀而不坚，胁下胀满或疼痛。纳少，嗳气，食后胀甚，小便短少，舌红，苔黄腻，脉弦滑。

[方义] 方用鳖甲咸，微寒，归肝、肾经；穿山甲咸、凉，微寒，归肝、胃经，两者共奏软坚散结止痛之效，同为君药。冬葵子甘，寒，可清湿热、消肿止痛为臣药。急性子性苦、辛，温，助君药软坚散结，另有活血之功效，田基黄助冬葵子清热消肿止痛，共为佐药。大黄清湿热、祛瘀解毒。患者久病伤气，故予红景天益气活血。

[临证加减] 兼气滞者加用柴胡、枳壳、香附、紫苏；血瘀重者加用桃仁、红花、当归、泽兰。

第八节 慢性胃炎浊毒证的特色疗法

一、穴位敷贴

1. 化浊解毒降逆贴

[取穴] 脾俞、胃俞、中脘、天枢、气海。

[药物] 大黄、丁香各 1 份。

[功能] 化浊解毒，清热止呕。

[主治] 浊毒犯胃所致的痞满、胃痛、腹痛、呕吐、嗳气等。

[用法] 研末醋调，敷于上述穴位，12 小时后去除，每日 1 次，5 次为一个疗程。

[禁忌] 孕妇及对本药过敏者。

2. 化浊止痛贴

[取穴] 脾俞、胃俞、中脘、天枢、神阙。

[**药物**] 乳香、没药、木香各 1 份。

[**功能**] 化浊解毒，祛瘀止痛。

[**主治**] 浊毒瘀血所致的胃痛、痞满、腹痛、嗳气等。

[**用法**] 研末醋调，敷于上述穴位，12 小时后去除，每日 1 次，5 次为一个疗程。

[**禁忌**] 孕妇及对本药过敏者。

3. 解毒通腑贴

[**取穴**] 脾俞、胃俞、中脘、大肠俞、小肠俞。

[**药物**] 当归 2 份，大黄 1 份。

[**功能**] 化浊解毒，泻下通腑。

[**主治**] 浊毒所致痞满、胃痛、腹痛、便秘、呕吐、纳呆等。

[**用法**] 研末醋调，敷于上述穴位，12 小时后去除，每日 1 次，5 次为一个疗程。

[**禁忌**] 孕妇及对本药过敏者。

4. 温中消痞贴

[**取穴**] 脾俞、胃俞、中脘、天枢、神阙。

[**药物**] 丁香 2 份，肉桂 1 份。

[**功能**] 温中行气，消痞散结。

[**主治**] 寒邪所致痞满、腹痛、胃痛、呕吐、嗳气等。

[**用法**] 研末醋调，敷于上述穴位，12 小时后去除，每日 1 次，5 次为一个疗程。

[**禁忌**] 孕妇及对本药过敏者。

二、水针疗法

1. 止呃水针疗法

[**取穴**] 足三里、内关。

[**药物**] 甲氧氯普胺、地西泮。

[**功能**] 降逆止呃。

[**主治**] 膈肌痉挛所致的呃逆。

[**用法**] 甲氧氯普胺 10mg 单侧足三里或内关封闭，每日 1～2 次；呃逆连连不止，加地西泮 10mg 单侧内关封闭，每日 1 次。

[**禁忌**] 孕妇，对本药过敏者，肝性脑病等危重患者禁用。

2. 止嗳止呕水针疗法

[**取穴**] 足三里、内关。

[**药物**] 甲氧氯普胺、维生素 B_6。

[**功能**] 降逆止呕，调畅气机。

[**主治**] 急、慢性胃炎，胃溃疡等所致嗳气、恶心、呕吐等。

[**用法**] 甲氧氯普胺 10mg 或维生素 B_6 100mg 单侧足三里或内关封闭，每日 1～2 次。

[**禁忌**] 孕妇，对本药过敏者。

3. 止痛水针疗法

[**取穴**] 足三里、三阴交。

[**药物**] 丹参注射液、654-2 注射液。

[**功能**] 活血化瘀，解痉止痛。

[**主治**] 各种胃炎、消化性溃疡所致的胃脘胀满疼痛、刺痛等。

[**用法**] 丹参注射液 2mL 或 654-2 注射液 10mg，单侧足三里或三阴交封闭，每日 1～2 次。

[**禁忌**] 孕妇，对本药过敏者。

三、耳穴疗法

1. 浊毒内蕴型

[**材料**] 皮内针或王不留行子。

[**耳穴**] 主穴：脾、胃、交感、神门；配穴：胰、胆、肝。

[**功能**] 化浊解毒，清热止呕。

[**主治**] 浊毒犯胃所致的胀满、疼痛、呕吐、嗳气等。

[**方法**] 耳穴局部先用碘酒擦拭，再用酒精脱碘，再将皮内针或王不留行子对准已选好的耳穴贴敷，然后稍加压力按压 1～2 分钟，一般为单耳取穴，两耳轮换，每日自行按压耳穴 3～4 次，留针 3～5 天，5 次为一个疗程，疗程间隔 3～5 天，可继续进行第二疗程。

[**注意事项**] 埋针处不宜淋湿、浸水；夏季炎热多汗，贴敷时间不宜过长。

[**禁忌**] 孕妇，对胶布及本药过敏者，耳郭有冻伤或炎症者。

2. 瘀浊阻络型

[**材料**] 皮内针或王不留行子。

[**耳穴**] 主穴：胃、脾、交感、神门、皮质下、肺；配穴：胰、胆、三焦。

[**功能**] 化浊解毒，化瘀止痛。

[**主治**] 浊毒瘀血所致的胃痛、胀满、腹痛、呕吐、嗳气等。

［**方法**］耳穴局部先用碘酒擦拭，再用酒精脱碘，再将皮内针或王不留行子对准已选好的耳穴贴敷，然后稍用力按压1～2分钟，一般为单耳取穴，两耳轮换，每日自行按压耳穴3～4次，留针3～5天，5次为一个疗程，疗程间隔3～5天，可继续进行第二疗程。

［**注意事项**］埋针处不宜淋湿、浸水；夏季炎热多汗，贴敷时间不宜过长。

［**禁忌**］孕妇，对胶布及本药过敏者，耳郭有冻伤或炎症者。

3. 气滞浊瘀型

［**材料**］皮内针或王不留行子。

［**耳穴**］主穴：胃、交感、神门、皮质下、大肠、小肠；配穴：脾、肝。

［**功能**］温中行气，消痞散结。

［**主治**］寒邪所致的痞满、胀满、腹痛、呕吐、嗳气等。

［**方法**］耳穴局部先用碘酒擦拭，再用酒精脱碘，再将皮内针或王不留行子对准已选好的耳穴贴敷，然后稍加压力按压1～2分钟，一般为单耳取穴，两耳轮换，每日自行按压耳穴3～4次，留针3～5天，5次为一个疗程，疗程间隔3～5天，可继续进行第二疗程。

［**注意事项**］埋针处不宜淋湿、浸水；夏季炎热多汗，贴敷时间不宜过长。

［**禁忌**］孕妇，对胶布及本药过敏者，耳郭有冻伤或炎症者。

4. 浊毒阻滞型

［**材料**］皮内针或王不留行子。

［**耳穴**］主穴：胃、脾、交感、神门、大肠、小肠；配穴：耳中。

［**功能**］化浊解毒，泻下通腑。

［**主治**］浊毒所致痞满、胀满、腹痛、呕吐、嗳气、纳呆等。

［**方法**］耳穴局部先用碘酒擦拭，再用酒精脱碘，并将皮内针或王不留行子对准已选好的耳穴贴敷，然后稍用力按压1～2分钟，一般为单耳取穴，两耳轮换，每日自行按压耳穴3～4次，留针3～5天，5次为一个疗程，疗程间隔3～5天，可继续进行第二个疗程。

［**注意事项**］埋针处不宜淋湿、浸水；夏季炎热多汗，贴敷时间不宜过长。

［**禁忌**］孕妇，对胶布及本药过敏者，耳郭有冻伤或炎症者。

四、足浴疗法

1. 化浊通络方

［**组方**］佩兰10g，土茯苓15g，鸡血藤20g，当归12g，川芎10g。

［**功能**］化浊祛湿，活血通络。

[**主治**] 浊毒阻络所致的胃痛、腹痛、痞满、呕吐、嗳气、呃逆等。

[**用法**] 水煎取汁 300mL，用时加适量热水泡足，每晚 1 次，每次 30 分钟，10 天为一个疗程。

[**注意事项**] 餐后 30 分钟内不宜泡脚；不宜使用金属及塑料盆，以保温性能较好的木盆、陶盆为佳；水温以 40～45℃为宜；水位达踝关节以上 10～20cm。

[**禁忌**] 对本药过敏者，孕妇、严重心脑血管疾病、精神患者及足部皮肤有破损者。

2. 解毒活血方

[**组方**] 蒲公英 20g，黄芩 10g，黄柏 10g，当归 12g，红花 6g。

[**功能**] 清热解毒，活血化瘀。

[**主治**] 热毒血瘀所致的胃痛、腹痛、痞满、胃灼热、反酸等。

[**用法**] 水煎取汁 300mL，用时加适量热水泡足，每晚 1 次，每次 30 分钟，10 天为一个疗程。

[**注意事项**] 餐后 30 分钟内不宜泡脚；不宜使用金属及塑料盆，以保温性能较好的木盆、陶盆为佳；水温以 40～45℃为宜；水位达踝关节以上 10～20cm。

[**禁忌**] 对本药过敏者，孕妇、严重心脑血管疾病、精神患者及足部皮肤有破损者。

第五章　慢性胃炎浊毒证的预防

　　浊毒学说主张未病先防，防治并举。浊毒学说的预防思想也属于"治未病"的范畴，在未病之前，内养真气（精气）勿令竭乏，外避邪气，保持"五脏元真通畅，人即安和"。饮食起居有条不紊，恬淡虚无，精神调摄，既防外邪侵入，又内固真气，充盛畅达，形神内守，恬淡和谐，故能形与神俱，尽终天年。"治未病"具有三方面的含义：一是未病先防；二是救其萌芽，早期治疗；三是已病防变，即预防疾病转变、防止并发症发生。可采用针灸、按摩、推拿等恢复人体自身的气化功能，扶人体之正气以抗邪；在疾病治疗过程中，要时刻注意病情的发展趋向，掌握主动权，以防病邪深入传变，即"见肝之病，知肝传脾，当先实脾"，针对疾病的先兆，采取一定的防范措施，扶助正气，及时阻断疾病的发生和发展，将有利于疾病的预防，也只有这样才能真正做到防患于未然。

第六章 慢性胃炎浊毒证的调护

一、食药调护

俗语有"三分治疗，七分调养"之说，浊毒学说同样主张以食药同调，注重饮食调养，调动人体正气以抗邪，达到未病先防的目的。

饮食与"浊毒"的产生密切相关，并决定着浊毒病症的发展和预后。饮食调护包括以下几方面：

1. 淡　饮食宜淡，少食肥甘厚味及辛辣炙煿的食物，肥甘厚味之品易壅湿生痰，化浊生毒。

2. 少　饮食宜少，少食可以养胃，《千金翼方·养志食疗》曰："饮食当令节佳，或贪味伤多，肠胃此薄，多则不消。"告诫人们要规律、适量进食，过饥过饱易伤脾胃，会导致元气不足，变生为患。

3. 缓　饮食宜缓，不宜进食过快，进食过快易致饮食积滞，郁而化热、生痰、生湿而化浊毒。

4. 温　饮食宜温，过冷或过热易导致寒凉败胃或热阻中焦之证。

5. 鲜　饮食宜鲜，适量吃新鲜蔬菜、水果，不吃陈腐或过夜食物，不吃腌制食物。不宜吃熏、烤、煎、炸食物，此类食物多温热之性，易助湿生热；忌食南瓜、甘薯、土豆等壅塞气机之品。

此外，如感冒初起，食葱头红枣汤；反复外感，咳嗽迁延，饮鸡汁汤；病后亏损、畏寒、倦怠，炖老鸭汤；盛夏纳差，饮绿豆汤；多病早衰，饮蜂王浆；入寐困难，饮大枣桂圆莲子汤。水果可作滋补食品。苹果有健脾养阴的作用，适用于中气不足、神疲纳差者；梨可清热解毒，清心降火，适用邪热伤阴、口渴心烦或热病后阴虚者；橘子理气、和胃、化湿，凡胸腹痞满、噫逆食少者宜食；柿子有润肺、祛痰、解酒作用等。饮食调护用之得当，疗效甚佳。

浊毒学说提倡以天然药物治疗人的自然之疾。薏仁粥、菊花茶、赤豆汤、莲子粥、荷叶粥、百合汤等有化浊解毒、健脾开胃之功，常食之可健脾化浊解毒，荣养身体，排邪而安脏腑。此外，服药过程中应注意正确的煎服方法。化浊解毒的药物宜武火煮沸，文火煎煮 30 ～ 40 分钟，空腹服用，以利药物充分吸收。

二、情志调护

现代研究证明，情绪变化与疾病的发生有着密切联系。《素问·上古天真论》曰："恬淡虚无，真气从之，精神内守，病安从来。""恬淡虚无"就是要内心保持一种平静安定的心态，真气才能充足，气机才能顺畅，这是精神养生的一种重要举措。精神调畅，肝气不郁，气血运行通畅，脾胃升降如常，生浊无源，就不会产生浊毒郁结的情况，则疾病不生，达到《丹溪心法》"气血冲和，百病不生"的状态。老子在《道德经》中指出"静为躁君"，主张"致虚极，守静笃"，即要排除杂念，使心灵空虚而不杂，使神气静而不躁，并认为"淡然无为，神气自满，以此将为不死之药"。疾病治疗过程中应采取积极乐观态度，增强战胜疾病的信心，克服恐惧、焦虑，树立必胜、必愈的信心和勇气，使自己时刻处于一种和谐、坦荡、乐观、向上的健康心理状态，保持恬淡、宁静、愉快的心境，还可酌情学习，开展文化娱乐、养鱼种花、琴棋书画、读书看报、旅游活动等，这样做可以移情志、除烦恼、陶冶情操，从而达到治病防病的效果。

三、生活调护

浊毒之邪究其成因，有外感、内伤两端：感受湿热疫毒之邪，由表入里，阻于中焦困阻脾胃，久郁生浊化热成毒，或由于外感火热，入血分而为毒，乃为致病之因；或由嗜食油腻肥甘损伤脾胃，运化失常，久则湿盛浊聚，湿浊化热变生浊毒。因此生活起居调养对预防外感浊毒有重要的意义。

生活起居宜顺应自然规律，适寒温、慎起居。《素问·上古天真论》云："虚邪贼风，避之有时。"李梴在《医学入门·保养说》中指出的"避风寒以保其皮肤、六腑"，"节劳逸以保其筋骨、五脏"，避风寒就是顺四时以养生，使机体内外功能协调；节劳逸就是指慎起居、防劳伤以养生，使脏腑协调。从上述两个不同方面，对机体进行全面调理保养，使机体内外协调，适应自然变化，增强抗病能力，达到人与自然、体内脏腑气血阴阳的平衡统一。气候变化常常是疾病的诱因，要根据气候的变化及时调整外出和室内活动的时间，适当增减衣物；要注意生活环境的清洁，避免秽浊之气侵犯人体而致病；要注意适量运动，做到"起居有常，不妄作劳"，避免过劳过逸，过劳则伤及筋骨，过逸则气血运行不畅，脾不健运，水湿不化，日久生浊生毒。《素问·上古天真论》有"和于术数"之说，即指人要恰当适度地运用各种运动养生方式方法，以导引、吐纳、气功等养生功法锻炼身体，如"五禽戏"动静适宜，可以强身保健，使人"年且百岁，犹有壮容"。运动可振奋经气，畅行气血，滑利关节，肌肉坚实，增强新陈代谢，避免湿热浊毒之邪蕴于体内而发病。

第七章 慢性胃炎浊毒证的预后

慢性胃炎一般预后良好，萎缩性胃炎伴有重症肠化生、不典型增生，有发生癌变可能，故应定期随访胃镜检查及病理组织学检查。中药对萎缩性胃炎的治疗有其独特之处，且治疗效果佳，坚持中药治疗并且配合饮食、情志及运动调护等，慢性胃炎的预后结果较为理想。

第八章　慢性胃炎浊毒证典型医案

一、非萎缩性胃炎典型医案

医案一

患者：周某，女性，56 岁，已婚。

初诊：2015 年 7 月 20 日。

主诉：间断胃脘胀满 2 年余，加重伴烧心 3 个月。

现病史：患者于 2 年前无明显诱因出现胃脘胀满，未予重视，后病情时有反复。2015 年 6 月于保定市第一医院查电子胃镜示：非萎缩性胃炎。曾自服奥美拉唑等药物，症状缓解不明显。患者为求系统治疗，故来我院门诊就诊。现主症：胃脘胀满，自觉有气上顶，烧心，无反酸、嗳气，口干，无口苦，纳差，寐欠安，入睡困难，小便可，大便干，两日 1 行。舌红苔少，脉弦细数。

既往史：既往体健，否认肝炎、结核、伤寒等传染病史。否认手术、外伤、输血史。预防接种史不详。

查体：发育正常，营养中等，自动体位，全身皮肤无黄染及出血点，浅表淋巴结无肿大，巩膜无黄染，咽部无充血，双侧扁桃体不大，气管居中，甲状腺不大，心肺无异常，腹肌无紧张，叩诊鼓音，剑突下压痛（＋），未触及包块，肝脾未触及，脊柱、四肢及神经系统未见异常。

实验室检查：2015 年 6 月于保定市第一医院查电子胃镜示：非萎缩性胃炎。血常规：无明显异常；便常规：无明显异常。

中医诊断：胃痞病（肝胃不和，湿热中阻）。

西医诊断：非萎缩性胃炎。

治法：化浊解毒，疏肝和胃。

方药：

当归 12g，川芎 12g，白芍 30g，茯苓 15g，白术 10g，百合 15g，茵陈 9g，黄连 9g，香附 15g，紫苏 15g，半夏 9g，三七粉 2g，石菖蒲 10g，远志 12g，厚朴 12g，炒

莱菔子 15g，豆蔻 15g，乌药 9g，柴胡 15g，合欢皮 15g。

10 剂，水煎服，一日 1 剂。文火煎煮两次，每次 40 分钟，共取汁 400mL，早、晚饭前半小时温服。

二诊：2015 年 7 月 30 日。胃脘胀满及烧灼感减轻，寐安，余症同前。舌红苔少，脉弦细数。调方如下：

茵陈 15g，黄连 12g，厚朴 12g，生石膏 15g，枳实 15g，香附 9g，苏梗 12g，三七粉 2g，瓜蒌 15g，百合 15g，茯苓 15g，炒莱菔子 15g，白术 9g，当归 12g，川芎 9g，白芍 30g，豆蔻 15g，半夏 9g，鸡内金 15g，乌药 9g。

10 剂，水煎服，一日 1 剂。文火煎煮两次，每次 40 分钟，共取汁 400mL，早、晚饭前半小时温服。

三诊：2015 年 8 月 10 日。胃脘胀满及烧灼感减轻，寐欠安，眼部干涩有血丝，汗多，大便一日一行，质干。余症同前。舌红苔少，脉弦细数。调方如下：

百合 15g，当归 12g，川芎 9g，荔枝核 9g，茵陈 15g，黄连 12g，砂仁 15g，合欢皮 15g，瓜蒌 12g，乌药 9g，香附 15g，炒莱菔子 15g，紫苏 15g，青皮 15g，柴胡 15g，生甘草 6g，厚朴 15g，枳实 15g，半夏 9g，绞股蓝 9g，野菊花 12g，合欢花 15g。

14 剂，水煎服，一日 1 剂。文火煎煮两次，每次 40 分钟，共取汁 400mL，早、晚饭前半小时温服。

四诊：2015 年 8 月 24 日。胃脘胀满及烧灼感减轻，无反酸，无嗳气，无口干口苦，眼部干涩好转，纳差，寐安，小便可，大便可，一日 1 行。舌红，苔薄白，脉弦细数。调方如下：

百合 15g，当归 12g，川芎 9g，绞股蓝 9g，茵陈 15g，黄连 12g，砂仁 15g，生石膏 15g，瓜蒌 12g，乌药 9g，半夏 9g，炒莱菔子 15g，紫苏 15g，柴胡 15g，生甘草 6g，合欢花 15g，厚朴 15g，枳实 15g，野菊花 15g。

10 剂，水煎服，一日 1 剂。文火煎煮两次，每次 40 分钟，共取汁 400mL，早、晚饭前半小时温服。

按语：慢性胃炎是由各种病因引起的胃黏膜慢性炎症，其病因多与幽门螺杆菌感染、饮食和环境因素、自身免疫等有关。中医根据本病的症状将其归入"痞满""胃脘痛"等范畴，认为其病机多为表邪入里、食滞中阻、痰湿阻滞、七情失和、脾胃虚弱等。本患者肝郁气滞，木乘脾土，气机逆乱，升降失职，湿热自生，故而胃脘胀满、烧心纳差；脾胃失运，不能升清以上荣，故口干；津液被耗，肠失濡润，故便干；胃不和则寐不安，故入睡难、易醒；舌红苔少，脉弦细数，俱为湿热中阻、肝胃不和所致。故采用养肝和胃、化浊解毒的治法，经系统治疗，患者病情明显减轻。

医案二

患者：王某，女性，71岁，已婚。初诊：2015年7月9日。

主诉：间断胃脘胀痛4月余，加重1个月。

现病史：患者于4月前无明显诱因出现胃脘胀痛，未予系统治疗，后病情时有反复。于2015年5月3日在沧州市中心医院查电子胃镜示：①慢性浅表性胃炎伴糜烂；②十二指肠球炎。病理结果显示：慢性浅表性胃炎伴糜烂。曾自服奥美拉唑肠溶胶囊、胃康灵胶囊，无明显缓解。患者为求系统治疗来我院门诊就医。现主症：胃脘胀痛，针刺感，饭后加重，无恶心呕吐，自觉后背沉重，口苦，纳差，寐可，小便可，大便一日一行，便干。舌红，苔黄，中后部黄腻，脉弦细滑。

既往史：既往体健，否认肝炎、结核、伤寒等传染病史。否认手术、外伤、输血史。无高血压及冠心病。预防接种史不详。

查体：发育正常，营养中等，自动体位，全身皮肤无黄染及出血点，浅表淋巴结无肿大，巩膜无黄染，咽部无充血，双侧扁桃体不大，气管居中，甲状腺不大，心肺无异常，腹平软，无压痛，未触及包块，肝脾未触及，剑突下无压痛，脊柱、四肢及神经系统未见异常。

实验室检查：于2015年5月3日在沧州市中心医院查电子胃镜，镜下可见：①胃底黏膜可见散在充血糜烂面及中等量黏液潴留；②胃窦黏膜红白相间，以红为主，散在多个丘疹样隆起，顶端糜烂；③十二指肠球部前壁黏膜可见散在充血面及中等量胆汁潴留；④幽门黏膜色泽欠光滑，黏膜糜烂，血管透见。诊断为：①慢性浅表性胃炎伴糜烂；②十二指肠球炎。病理结果显示：幽门前区黏膜中度慢性炎症，黏膜糜烂，间质肌组织增生，诊断为慢性浅表性胃炎伴糜烂。

中医诊断：胃脘痛（湿热中阻，肝郁气滞）。

西医诊断：①非萎缩性胃炎伴糜烂；②十二指肠球部炎。

治法：清热燥湿，疏肝行气。

方药：生石膏30g，海螵蛸15g，乌贼骨9g，瓦楞子15g，半枝莲15g，半边莲15g，板蓝根15g，鸡骨草15g，苦参12g，黄芩12g，黄连12g，白花蛇舌草15g，半夏12g，儿茶10g，生地15g，绞股蓝12g，牡丹皮12g，茵陈15g，砂仁10g，炒莱菔子15g，厚朴12g，枳实15g，鸡内金15g，乌药9g。

14剂，水煎服，一日1剂。文火煎煮两次，每次40分钟，共取汁400mL，早、晚饭前半小时温服。

二诊：2015年7月23日。胃脘胀痛，针刺感，饭后加重，无恶心呕吐，后背沉重感减轻，口苦减轻，下午身热，纳差，寐可，小便可，大便一日一行，便干。舌红，苔黄，中后部黄腻，脉弦细滑。调方如下：

生石膏30g，海螵蛸15g，乌贼骨9g，瓦楞子15g，半枝莲15g，半边莲15g，板蓝根15g，鸡骨草15g，苦参12g，黄芩12g，黄连12g，白花蛇舌草15g，茵陈15g，绞股蓝12g，儿茶10g，牡丹皮12g，百合15g，乌药9g，砂仁9g，鸡内金15g，厚朴15g，枳实15g，半夏9g，木香12g，全蝎9g，炒莱菔子15g，三七粉2g。21剂，水煎服，一日1剂。文火煎煮两次，每次40分钟，共取汁400mL，早、晚饭前半小时温服。

三诊：2015年8月13日。胃脘胀痛减轻，针刺感，饭后加重，无恶心呕吐，后背沉重感减轻，无口苦，下午身热，纳差，寐可，小便可，大便一日一行，便可。舌红，苔薄黄，脉弦滑。调方如下：

白术9g，生石膏30g，海螵蛸15g，瓦楞子15g，厚朴15g，枳实15g，半夏9g，绞股蓝9g，百合15g，乌药9g，茯苓15g，炒莱菔子15g，当归12g，川芎9g，白芍30g，白豆蔻15g，鸡内金15g，茵陈15g，半枝莲15g，半边莲15g，黄连12g，藿香15g，瓜蒌15g，三七粉2g，半夏9g，全蝎9g，生地12g。

21剂，水煎服，一日1剂。文火煎煮两次，每次40分钟，共取汁400mL，早、晚饭前半小时温服。

四诊：2015年9月3日。胃脘隐痛，饭后加重，无恶心呕吐，后背无沉重感，无口苦，纳可，寐可，小便可，大便一日一行，便可。舌红，苔薄黄，脉弦滑。调方如下：

白术9g，牡蛎20g，半夏9g，生石膏30g，枳实15g，半夏9g，生地12g，绞股蓝9g，百合15g，乌药9g，茯苓15g，炒莱菔子15g，当归12g，川芎9g，白芍30g，白豆蔻15g，鸡内金15g，茵陈15g，黄连12g，藿香15g，瓜蒌15g，全蝎9g，三七粉2g。

21剂，水煎服，一日1剂。文火煎煮两次，每次40分钟，共取汁400mL，早、晚饭前半小时温服。

按语：患者湿热中阻，肝郁气滞，横逆犯脾，气机逆乱，升降失职，脾胃失健，水津不布，水湿痰饮不化日久蕴热成毒，气郁湿滞，脾胃受内外之邪，故而发病。本患者根据其临床表现及病情变化，辨证论治，随症加减。在其治疗过程中，以"浊毒"理论为依据，先后运用了清热燥湿、疏肝行气、解毒化浊等治法，采用白花蛇舌草、半枝莲、半边莲等药物"解毒抗炎"。本病根据中医辨证，抓住主要病机，使毒除浊化，脾胃复健。

医案三

患者：张某，女性，58岁，已婚。初诊：2015年8月10日。

主诉：间断胃脘不适伴烧心、反酸10年余，加重3月。

现病史：患者于10年前感冒后出现胃脘不适，烧心、反酸，于邯郸市人民医院住院，各项检查无明显异常，症状好转后出院。2005年复因感冒后引发胃脘不适再次于邯郸市人民医院住院，胃镜显示浅表性胃炎，未做病理。平素冬季易感冒，感冒后均引起胃部不适。为求系统治疗来我院门诊就诊。现主症：自觉烧心，反酸，舌头灼热感，时有嗳气，无腹胀，大便4～5日一行，质干，小便可。舌红，苔薄黄，脉弦滑。

既往史：既往体健，否认肝炎、结核、伤寒等传染病史。否认手术、外伤、输血史。预防接种史不详。

查体：发育正常，营养中等，自动体位，全身皮肤无黄染及出血点，浅表淋巴结无肿大，巩膜无黄染，咽部无充血，双侧扁桃体不大，气管居中，甲状腺不大，心肺无异常，腹平软，胃脘部轻压痛，无反跳痛及肌紧张，未触及包块，肝脾未触及，剑突下无压痛，脊柱、四肢及神经系统未见异常。

实验室检查：2005年邯郸市人民医院电子胃镜示：浅表性胃炎。病理未做。

中医诊断：胃痞病（浊毒内蕴，湿热阻滞）。

西医诊断：非萎缩性胃炎。

治法：化浊解毒，清胃制酸。

方药：

生石膏30g，瓦楞子15g，海螵蛸15g，浙贝母12g，牡蛎20g，黄芩9g，黄连9g，栀子9g，茵陈12g，儿茶2g，生地12g，牡丹皮9g，砂仁15g，当归12g，川芎9g，白芍30g，茯苓15g，白术15g，川朴15g，枳实15g，玄明粉3g。

21剂，水煎服，一日1剂。上药文火煎煮两次，每次40分钟，共取汁400mL，早、晚饭前半小时温服。

二诊：2015年9月7日。患者偶有烧心，无反酸、嗳气，口干口苦，纳可，寐欠安，入睡困难易醒。舌红，苔薄黄，脉弦滑。调方如下：

半枝莲15g，半边莲15g，茵陈15g，白花蛇舌草15g，砂仁15g，板蓝根15g，苦参12g，黄连12g，绞股蓝12g，黄芩12g，生石膏30g，鸡骨草15g，牡丹皮12g，儿茶2g，当归15g，川芎9g，白芍30g，云茯苓15g，白术15g，厚朴15g，枳实15g，玄明粉3g，海螵蛸15g，瓦楞子15g，生地黄15g。

14剂，水煎服，一日1剂。煎服法同前。

按语：本病患者脾胃运化失司，湿邪内生，日久蕴热，浊毒内蕴，影响气机升降，脾失升清，胃失降浊，故而发病。根据患者症状表现及病情变化，辨证论治，随症加减，以"浊毒"理论为指导，运用健脾渗湿、化浊解毒、清胃制酸之法，标本兼治。方中生石膏性大寒，清热泻火，泄肝胃之郁热；瓦楞子、海螵蛸可制酸止痛；牡蛎味咸、涩，质重镇降，可散可收；黄芩、黄连、栀子共清上焦、中焦之郁热；生地、当归、川芎、白芍乃四物汤养血和血以固本；白术、茯苓乃四君子汤之意健脾祛湿，川朴、枳实、砂仁、玄明粉理气通便，故一诊治疗后症状基本消失。二诊以白花蛇舌草、半枝莲、半边莲防癌解毒，以防慢性胃炎进一步发展，以健脾固本培元为主进一步进行调理。

医案四

患者：刘某，女性，44 岁，已婚。初诊：2015 年 7 月 11 日。

主诉：间断胃脘胀闷伴嗳气 2 年余，饮食不慎加重 7 天。

现病史：患者 2 年前无明显诱因出现胃脘胀闷，自行口服葵花胃康灵等药物治疗，症状时轻时重。7 天前因饮食过多引起胃脘部堵闷不适，于平山县人民医院做电子胃镜显示：非萎缩性胃炎伴局灶点状糜烂。患者为求系统诊治于今日来我院门诊就医。现主症：胃脘部胀闷不适，嗳气，无烧心反酸，纳可寐安，大便一日 1 行，质干。舌红苔薄黄腻，脉弦滑。

既往史：子宫肌瘤，肝囊肿，巴氏腺瘤。否认肝炎、结核、伤寒等传染病史。否认手术、外伤、输血史。预防接种史不详。

家族史：母亲肺癌，父亲膀胱癌。

查体：发育正常，营养中等，自动体位，全身皮肤无黄染及出血点，浅表淋巴结无肿大，巩膜无黄染，咽部无充血，双侧扁桃体不大，气管居中，甲状腺不大，心肺无异常，腹平软，胃脘部轻压痛，无反跳痛及肌紧张，未触及包块，肝脾未触及，剑突下无压痛，脊柱、四肢及神经系统未见异常。

实验室检查：2015 年 7 月电子胃镜：慢性非萎缩性胃炎伴局灶点状糜烂。

中医诊断：胃痞病（浊毒内蕴，肝胃不和）。

西医诊断：非萎缩性胃炎。

证候分析：肝主疏泄，调畅气机，肝失疏泄，肝木乘脾土，胃气以降为顺，今随肝气升发太过故出现嗳气；肝郁气滞，气机升降失司，阻滞中焦，故胃脘胀闷不适。

治法：化浊解毒，疏肝理气，和胃降逆。

方药：

香附 15g，紫苏 15g，青皮 15g，柴胡 15g，甘草 6g，厚朴 15g，枳实 15g，半夏 9g，姜黄 9g，绞股蓝 9g，茵陈 9g，黄连 9g，当归 9g，川芎 9g，白芍 12g，砂仁 9g，竹茹 9g，旋覆花 9g，代赭石 15g，丁香 9g，柿蒂 12g，炒莱菔子 15g。

7剂，一日1剂。上药文火煎煮两次，每次40分钟，共取汁400mL，早、晚饭前半小时温服。

二诊：2015年7月18日胃脘部胀闷不适减轻，偶有嗳气，反酸，晨起口苦，纳可寐安，大便一日一行，质黏。舌红，苔薄黄腻，脉弦滑。调方如下：

香附15g，紫苏15g，青皮15g，柴胡15g，甘草6g，厚朴15g，枳实15g，半夏9g，木香15g，绞股蓝9g，海螵蛸15g，瓦楞子15g，当归9g，川芎9g，白芍12g，砂仁9g，竹茹9g，藿香15g，佩兰15g，丁香9g，茵陈9g，黄连9g，柿蒂12g，炒莱菔子15g。

7剂，一日1剂。上药文火煎煮两次，每次40分钟，共取汁400mL，早、晚饭前半小时温服。

三诊：2015年7月25日服药后明显好转，现无明显不适，偶有饮食不慎时胃脘稍胀，纳寐可，大便一日一行，质可。舌红，苔薄黄，脉弦细滑。方用：

香附15g，紫苏15g，青皮15g，柴胡15g，甘草6g，厚朴15g，枳实15g，半夏9g，木香15g，绞股蓝9g，茵陈9g，黄连9g，藿香15g，佩兰15g，白芍12g，砂仁9g，当归9g，川芎9g，炒莱菔子15g。

14剂，一日1剂。上药文火煎煮两次，每次40分钟，共取汁400mL，早、晚饭前半小时温服。

按语：本病患者根据其症状表现，辨证为肝胃不和，后随症变化而加减用药，治疗以化浊解毒，疏肝理气为主。采用香附理气畅中、养血和血；紫苏辛温解表，温中行气；青皮疏肝破气，消积化滞；柴胡疏肝解郁，升举阳气；甘草调和诸药，兼以补中；厚朴、枳实行气；旋覆花、代赭石、丁香、柿蒂、半夏乃旋覆代赭汤合丁香柿蒂散加减治疗胃气上逆，燥湿化浊，和中健胃，降逆止呕；诸药合用气机得畅，疏肝安中，诸症皆消。

医案五

患者：王某，男性，44岁，已婚。初诊：2015年7月6日。

主诉：间断胃脘胀满3年余，加重伴嗳气2月。

现病史：患者于3年前无明显诱因出现胃脘胀满，口干口苦。未系统治疗，病情时轻时重，于2015年6月23日在河北省人民医院查电子胃镜示：非萎缩性胃炎；十二指肠球炎；Hp（+）。为求系统治疗于2015年7月6日来我院门诊就诊。现主症：胃脘胀满，左胁肋部微胀，嗳气，气短，入睡困难，纳少，大便一日一行，质可。舌红，苔薄黄，脉弦细滑。

查体：发育正常，营养中等，全身皮肤黏膜未见黄染及出血点，浅表淋巴结无肿大，咽部无充血，双扁桃体不大，甲状腺不大，心肺无异常，腹平软，未触及包块，肝脾未触及，剑突下压痛（+），脊柱、四肢及神经系统未见异常。

实验室检查：2015年6月23日在河北省人民医院查电子胃镜示：①非萎缩性胃炎；②十二指肠球炎。

中医诊断：胃痞病（肝气郁结，肝胃不和）。

西医诊断：①非萎缩性胃炎；②十二指肠球炎。

证候分析：肝郁气滞，横逆犯脾、胃，气机逆乱，升降失职，故见胃脘和左胁胀满、嗳气；肝木乘脾土，运化失职，胃气不和，不能受盛水谷，故纳少，气短。胃不和则卧不安。舌红，苔薄黄，脉弦细滑均为肝气郁结之象。

治法：疏肝理气，和胃降逆，解毒抗炎。

方药：

百合15g，乌药12g，当归12g，川芎12g，白芍30g，茯苓15g，白术12g，紫苏梗15g，青皮15g，香附15g，甘草6g，厚朴9g，枳实15g，黄柏15g，黄连12g，白花蛇舌草15g，黄芩12g，半枝莲15g，苦丁茶15g，红景天15g，板蓝根15g，瓜蒌15g，半夏9g，太子参15g，黄芪30g，合欢皮15g，刺五加15g，藿香15g，砂仁15g，豆蔻15g，木香9g，炒莱菔子15g。

14剂，一日1剂。上药文火煎煮两次，每次40分钟，共取汁400mL，早、晚饭前半小时温服。

二诊：2015年7月20日。服药后，诸症缓解，现偶有嗳气，纳食一般，寐好转，饮食不慎后胃脘胀闷，大便一日一行。舌红，苔薄黄，脉弦滑。调方如下：

百合15g，乌药12g，当归12g，川芎12g，白芍30g，茯苓15g，白术12g，紫苏梗15g，青皮15g，香附15g，甘草6g，厚朴9g，枳实15g，黄柏15g，黄连12g，黄芩12g，半枝莲15g，苦丁茶15g，红景天15g，白花蛇舌草15g，板蓝根15g，瓜蒌15g，半夏9g，太子参15g，黄芪30g，刺五加15g，藿香15g，砂仁15g，木香9g，炒莱菔子15g。

14剂，一日1剂。上药文火煎煮两次，每次40分钟，共取汁400mL，早、晚饭前半小时温服。

按语：本病当疏肝理气为主，和胃降逆，配合解毒抗炎治疗以防胃黏膜进一步损伤，而截断或延缓黏膜损伤的进程。本病患者，肝气郁结的同时伴有气短，调理肝胃的同时配合益气健脾之药，使正气得复，气机升降有序而诸症皆平。

医案六

患者：王某，男性，51岁，已婚。初诊：2015年4月27日。

主诉：间断胃脘堵胀 3 月余，加重伴嗳气 1 月余。

现病史：患者于 3 月前无明显诱因出现胃脘堵胀，嗳气频频，咽中发黏，头蒙，腰酸腰痛，纳可，寐一般，小便频、不畅，大便偏干，1 日 1 行，量少。舌暗红，苔薄黄腻，脉弦细滑。未予重视。后病情加重，于 2015 年 4 月 30 日在河北省中医院查胃镜示：慢性非萎缩性胃炎，Hp（－）。胃镜病理结果显示：胃窦小弯黏膜中度慢性炎症，黏膜糜烂，间质少许肌组织增生。胃窦大弯黏膜轻度慢性炎症，黏膜糜烂。为求系统治疗，故来我院就诊。双肾输尿管彩超示：前列腺增生症。现主症：胃脘堵胀，嗳气频频，咽中发黏，头蒙，腰酸腰痛，纳可，寐一般，小便频、不畅，大便偏干，1 日 1 行，量少，舌暗红，苔薄黄腻，脉弦细滑。

既往史：既往无肝炎及结核病史。既往无高血压病史，无冠心病史。预防接种史不详。过敏史不详。家族史不详。

查体：发育正常，营养中等，全身皮肤黏膜未见黄染及出血点，浅表淋巴结无肿大，咽部无充血，双扁桃体不大，甲状腺不大，心肺无异常，腹平软，未触及包块，肝脾未触及，剑突下压痛（－），脊柱、四肢及神经系统未见异常。

实验室检查：在河北省中医院查胃镜示：慢性非萎缩性胃炎。胃底黏膜花斑状，表面光滑，黏液量中等，浑浊；胃体黏膜充血；胃窦黏膜色泽红白相间，以红为主，散在陈旧性出血点。Hp（－）。胃镜病理结果显示：胃窦小弯黏膜中度慢性炎症，黏膜糜烂，间质少许肌组织增生。胃窦大弯黏膜轻度慢性炎症，黏膜糜烂。为求系统治疗，故来我院就诊。双肾输尿管彩超示：前列腺增生症。

中医诊断：胃痞病（气滞湿阻困脾）。

西医诊断：非萎缩性胃炎伴糜烂。

证候分析：肝郁气滞，横逆犯脾、胃，气机逆乱，升降失职，故见胃脘胀满、嗳气；气郁化热，湿热内蕴，浊气上蒙清窍则头蒙，湿热瘀阻、清气不上、浊气不下，湿邪困阻脾肾则小便不畅，腰酸腰痛，湿性重浊黏滞，则咽中发黏。舌暗红，苔薄黄腻，脉弦细滑均是气滞湿热中阻之象。

治法：健脾利湿，清热行气。

方药：

百合 12g，乌药 12g，当归 9g，白芍 30g，川芎 9g，白术 6g，茯苓 15g，鸡内金 15g，豆蔻 12g，三七粉 2g，茵陈 15g，黄连 12g，覆盆子 15g，桑螵蛸 15g，菟丝子 15g，补骨脂 15g，仙茅 15g，熟地 15g，牡丹皮 15g，泽泻 12g。

14 剂，1 日 1 剂。上药文火煎煮两次，每次 40 分钟，共取汁 400mL，早、晚饭前半小时温服。

二诊：2015 年 7 月 30 日。患者胃脘稍有堵胀，咽部发黏，头蒙减轻，腰痛减轻，纳可，寐一般，小便不畅，大便可，一日 1 行。舌红，苔薄黄腻，脉弦滑。调方如下：

香附 15g，苏梗 15g，青皮 15g，柴胡 15g，甘草 6g，姜黄 9g，清半夏 12g，枳实 12g，厚朴 15g，绞股蓝 9g，茵陈 15g，黄连 12g，覆盆子 15g，桑螵蛸 15g，菟丝子 15g，补骨脂 15g，仙茅 15g，仙灵脾 15g，熟地 15g，牡丹皮 15g。

14 剂，1 日 1 剂。上药文火煎煮两次，每次 40 分钟，共取汁 400mL，早、晚饭前半小时温服。

按语：根据患者临床表现，病情变化，辨证论治，随症加减，在其治疗过程中，以"浊毒"理论为依据，先后应用了疏肝理气、化湿醒脾、解毒化浊、健脾和胃、活血化瘀等治法，系统治疗，则毒除浊化，气行血畅，胃气和调，脾运复健，肝疏如常，使人体紊乱的内环境归于平衡。

医案七

患者：焦某，男性，53 岁，已婚。初诊：2015 年 8 月 4 日。

主诉：间断胃胀 3 年余，近两月加重。

现病史：患者间断胃胀 3 年余，未予重视，近两月加重，遂来我院就诊。现主症：胃脘胀，午后烧心，头晕乏力，纳少寐安，大便不成形，2～3 日一行。舌淡，苔滑腻，脉弦滑细。

既往史：既往体健，否认肝炎、结核、伤寒等传染病史。否认手术、外伤、输血史。预防接种史不详。

查体：发育正常，营养中等，自动体位，全身皮肤无黄染及出血点，浅表淋巴结无肿大，巩膜无黄染，咽部无充血，双侧扁桃体不大，气管居中，甲状腺不大，心肺无异常，腹平软，胃脘部轻压痛，无反跳痛及肌紧张，未触及包块，肝脾未触及，剑突下无压痛，脊柱、四肢及神经系统未见异常。

实验室检查：电子胃镜示：非萎缩性胃炎；病理显示：黏膜慢性炎症。

中医诊断：胃脘痛（湿热中阻，浊毒内蕴）。

西医诊断：非萎缩性胃炎。

治法：理气祛湿，清热解毒。

方药：

香附 15g，紫苏 15g，青皮 15g，柴胡 15g，厚朴 15g，枳实 15g，半夏 9g，绞股蓝 9g，茵陈 9g，黄连 9g，黄芩 9g，海螵蛸 15g，瓦楞子 15g，苍术 9g，莪术 9g，竹茹 9g，代赭石 15g，炒莱菔子 12g。

14剂，1日1剂。文火煎煮两次，每次40分钟，共取汁400mL，早、晚饭前半小时温服。

二诊：2015年8月17日。胃胀稍减，偶有反酸烧心，嗳气，晨起排气，纳少寐安，大便质可，一日一行。舌暗红，苔薄黄，脉沉弦细。调方如下：

蒲黄9g，五灵脂15g，砂仁9g，延胡索15g，白芷15g，蒲公英15g，半枝莲15g，白花蛇舌草15g，半边莲15g，茵陈15g，板蓝根15g，鸡骨草15g，苦参12g，黄芩12g，黄连12g，绞股蓝12g，当归12g，白芍30g，郁金9g，藿香19g，海螵蛸15g，厚朴15g，枳实12g，香附15g，炒莱菔子15g。

14剂，1日1剂。文火煎煮两次，每次40分钟，共取汁400mL，早、晚饭前半小时温服。同时配服茵连和胃颗粒，1次1袋，1日3次。

按语：李佃贵教授认为，该病症的基本病理改变是"虚"和"浊"。"虚"以脾胃气虚、脾胃阳虚、胃阴虚为主，所以助运是恢复脾胃功能的基本治法之一，若脾胃气虚则健脾益气助运，脾胃阳虚则温运，胃阴虚应滋阴助运；"浊"是病变过程中主要病理产物之一，治疗中化浊、消浊、降浊随症加减，临床多有效验。

医案八

患者：孙某，女性，38岁，已婚。初诊：2015年8月20日。

主诉：间断胃脘胀满2年，加重伴嗳气1周。

现病史：患者于2年前因胃脘不适到医院就诊，检查后诊断为慢性浅表性胃炎。现主症：胃脘胀满不适，嗳气，头蒙，月经量少，无痛经，晨起鼻塞流涕，纳可，寐欠安，大便质可，一日2～3行。舌暗红，苔薄黄。

既往史：既往体健，否认肝炎、结核、伤寒等传染病史。否认手术、外伤、输血史。预防接种史不详。

查体：发育正常，营养中等，自动体位，全身皮肤无黄染及出血点，浅表淋巴结无肿大，巩膜无黄染，咽部无充血，双侧扁桃体不大，气管居中，甲状腺不大，心肺无异常，腹平软，胃脘部轻压痛，无反跳痛及肌紧张，未触及包块，肝脾未触及，剑突下无压痛，脊柱、四肢及神经系统未见异常。

实验室检查：胃镜示：慢性浅表性胃炎。

中医诊断：胃痞病（肝胃不和，气血瘀滞）。

西医诊断：非萎缩性胃炎。

治法：疏肝理气，活血化瘀。

方药：

砂仁9g，延胡索15g，白芷15g，蒲公英15g，香附15g，紫苏12g，青皮15g，柴胡 15g，甘草 6g，天麻 9g，茵陈 9g，黄连 9g，厚朴 15g，枳实 12g，当归 9g，川芎 9g，赤芍 15g，红花 9g，苦参 9g，地肤子 9g，蛇床子 9g，儿茶 9g，炒莱菔子 12g。

14 剂，1 日 1 剂。文火煎煮两次，每次 40 分钟，共取汁 400mL，早、晚饭前半小时温服。同时配服金明和胃胶囊、胃舒宁胶囊，均 1 次 3 粒，1 日 3 次。

二诊：2015 年 9 月 3 日。症状较前减轻，胃脘胀，偶有嗳气，月经量少，无痛经，纳可，寐安。舌暗红，苔黄腻。调方如下：

蒲黄 9g，五灵脂 15g，砂仁 9g，延胡索 15g，白芷 15g，蒲公英 15g，厚朴 15g，枳实 15g，半夏 9g，姜黄 9g，绞股蓝 9g，香附 15g，紫苏 15g，柴胡 15g，黄连 9g，藿香 9g，木香 9g。

14 剂，1 日 1 剂，文火煎煮两次，每次 40 分钟，共取汁 400mL，早、晚饭前半小时温服。

按语：本病患者根据其临床表现，病情变化，辨证论治，随症加减，在其治疗过程中，以"浊毒"理论为依据，先后给予活血止痛、解毒抗炎、养肝和胃等治疗。

医案九

患者：王某，女性，35 岁，已婚。初诊：2015 年 8 月 6 日。

主诉：胃脘胀满 2 年余。

现病史：患者 2 年前出现胃脘胀满，于河北省第二医院查电子胃镜示：慢性浅表性胃炎；病理诊断胃角黏膜慢性炎症，未予药物治疗。患者为求系统诊治来我院门诊就医。现主症：胃脘胀满，烧心，无反酸，无嗳气，口干，纳少寐欠安，入睡困难，大便干，两日一行。舌红少苔。

既往史：既往体健，否认肝炎、结核、伤寒等传染病史。否认手术、外伤、输血史。预防接种史不详。

查体：发育正常，营养中等，自动体位，全身皮肤无黄染及出血点，浅表淋巴结无肿大，巩膜无黄染，咽部无充血，双侧扁桃体不大，气管居中，甲状腺不大，心肺无异常，腹平软，未触及包块，肝脾未触及，剑突下无压痛，脊柱、四肢及神经系统未见异常。

实验室检查：2015 年 3 月河北医科大学第二医院电子胃镜示：慢性浅表性胃炎；病理诊断胃角黏膜慢性炎症。镜检所见：胃窦黏膜充血、水肿、渗出。

中医诊断：胃痞病（浊毒中阻，肝胃不和）。

西医诊断：非萎缩性胃炎。

治法：化浊解毒，疏肝理气。

方药：

半枝莲 15g，半边莲 15g，茵陈 15g，板蓝根 15g，鸡骨草 15g，苦参 12g，黄芩 12g，黄连 12g，绞股蓝 12g，生石膏 15g，川朴 12g，枳实 15g，香附 9g，紫苏梗 9g，半夏 9g，瓜蒌 12g，炒莱菔子 15g，当归 9g，白芍 12g。

14 剂，1 日 1 剂。文火煎煮两次，每次 40 分钟，共取汁 400mL，早、晚饭前半小时温服。

二诊：2015 年 8 月 20 日。症状稍减，胃胀，烧心反酸，无嗳气，纳可寐安，大便一日一行。舌红，苔薄黄，脉弦细滑。调方如下：

半枝莲 15g，半边莲 15g，茵陈 15g，板蓝根 15g，鸡骨草 15g，苦参 12g，黄芩 12g，绞股蓝 12g，百合 15g，乌药 9g，茯苓 15g，白术 9g，当归 12g，川芎 9g，白芍 30g，豆蔻 15g，鸡内金 15g，三七粉 2g，枳实 15g，香附 9g，炒莱菔子 15g，紫苏 15g，砂仁 15g。

14 剂，1 日 1 剂，文火煎煮两次，每次 40 分钟，共取汁 400mL，早、晚饭前半小时温服。

按语：本病主要因为肝胃不和浊毒内蕴而致，所以应治以解毒抗炎、养肝和胃为主。

医案十

患者：胡某，女性，73 岁，已婚。初诊：2013 年 6 月 19 日。

主诉：间断胃脘隐痛半年，加重伴口干、口苦 7 天。

现病史：患者于半年前无明显诱因出现胃脘隐痛，晨起口干，口苦，烧心，偶有反酸，嗳气，便秘。为求系统治疗，故来我院就诊。于 2013 年 6 月 10 日在我院查电子胃镜示：① Barrett 食管；②贲门炎；③慢性非萎缩性胃炎伴糜烂。病理结果显示：贲门：黏膜慢性炎症，腺体呈息肉样增生。现主症：胃脘隐痛，晨起口干，口苦，烧心，偶有反酸，嗳气，饭后明显，大便开始干，一日一行。舌暗红，边有齿痕，苔黄腻。脉弦滑。

既往史：既往无肝炎及结核病史，无高血压病、冠心病史。无过敏史，预防接种史不详。

查体：发育正常，营养中等，全身皮肤黏膜未见黄染及出血点，浅表淋巴结无肿大，咽部无充血，双扁桃体不大，甲状腺不大，心肺无异常，腹平软，未触及包块，肝脾未触及，剑突下无压痛，脊柱、四肢及神经系统未见异常，舌暗红，边有齿痕，苔黄腻，脉弦滑。

实验室检查：于 2013 年 6 月 10 日在我院查电子胃镜示：食管管腔通畅，黏膜光滑，齿状线可见少量片状橘红色斑，黏膜下血管网清晰。贲门开闭可，黏膜色泽正常，齿状线清晰。胃底黏膜花斑状，黏液湖量中等，浑浊。胃体黏膜花斑状，皱襞排列规则，未见肿物与溃疡。胃角拱形，黏膜光滑。胃窦黏膜色泽红白相间，以红为主，可见散在糜烂结节，未透见黏膜下血管。幽门口圆，开放好。十二指肠球及降段未见异常。诊断：① Barrett 食管；②贲门炎；③慢性非萎缩性胃炎伴糜烂。病理结果显示：贲门：黏膜慢性炎症，腺体呈息肉样增生。可见幽门螺旋杆菌。^{14}C 呼气试验检验报告：Hp（+）。

中医诊断：胃脘痛（湿热中阻，肝胃不和）。

西医诊断：非萎缩性胃炎伴糜烂；Barrett 食管；贲门炎。

证候分析：肝郁气滞，横逆犯脾胃，气机逆乱，升降失职，故见胃脘和两胁胀痛、嗳气；气郁化热，湿热中阻则口干口苦；肝失条达，气逆犯胃则烧心、反酸；舌暗红，苔黄腻，脉弦均是湿热中阻、肝胃不和之象。

治法：行气利湿，疏肝和胃。

方药：

地榆 15g，蝉衣 9g，僵蚕 10g，全蝎 9g，川芎 12g，葛根 30g，生牡蛎 15g，仙鹤草 15g，防风 9g，鸡内金 15g，焦三仙（各）10g，麦冬 10g，海螵蛸 20g，竹茹 12g，浙贝母 15g，瓦楞子 30g，炒莱菔子 15g，木香 9g，白芷 10g。

14 剂，1 日 1 剂，文火煎煮两次，每次 40 分钟，共取汁 400mL，早、晚饭前半小时温服。

二诊：2013 年 7 月 15 日。患者胃脘疼痛减轻，时隐痛，偶反酸，烧心，眼干，周身乏力，纳少食欲可，寐安，大便不成形，一日一行。舌暗红，苔薄黄腻。调方如下：

瓜蒌 20g，柏子仁 30g，知母 15g，莲子心 12g，白芍 15g，炒酸枣仁 15g，蒲公英 30g，玄参 25g，赤芍 15g，生地 20g，麦冬 30g，水牛角 30g，青蒿 15g，生牡蛎 30g，僵蚕 15g，百合 20g，天花粉 30g，炙鳖甲 15g，半枝莲 30g，生白术 30g。

14 剂，1 日 1 剂，文火煎煮两次，每次 40 分钟，共取汁 400mL，早、晚饭前半小时温服。

按语：本病主要因为肝郁气滞，横逆犯脾胃，气机逆乱，升降失职而致，所以应治以行气利湿，疏肝和胃为主。

二、慢性萎缩性胃炎典型医案

医案一

患者：王某，男性，63 岁。

初诊：2015 年 12 月 29 日。

主诉：间断胃脘胀闷 1 年余，加重 1 个月。

现病史：患者于 1 年前无明显诱因出现胃脘胀闷，间断口服药物治疗，具体用药不详，症状未见明显缓解，遂来就诊。现患者胃脘胀满，午后症状明显，口干口苦，无胃脘疼痛，无烧心反酸，无恶心呕吐，纳可，寐安，小便黄，大便一日一行，质可。舌暗红，苔薄白，脉弦细滑。

既往史：平素健康状况一般，否认高血压、糖尿病、冠心病病史，否认肝炎及结核病史；否认药物及食物过敏史。

家族史：祖父患有胃癌。

查体：发育正常，营养中等，心肺无异常，腹平软，未触及包块，剑突下压痛，肝脾未触及，无腹肌紧张及反跳痛，墨菲氏征阴性，麦氏点无压痛，肝区无叩痛，双肾区无叩击痛，肠鸣音正常存在，脊柱、四肢及神经系统未见异常。

辅助检查：于 2015 年 12 月 29 日于河北省中医院查电子胃镜示：慢性萎缩性胃炎伴糜烂。病理诊断：胃窦黏膜轻度慢性炎症，间质水肿，个别腺体肠上皮化生。

中医诊断：胃痞病（湿热中阻）。

西医诊断：慢性萎缩性胃炎，腺体肠上皮化生。

证候分析：湿邪阻遏气机，气机不畅，故见胃脘胀闷；湿邪困脾，脾胃虚弱，故见大便溏薄；湿邪易生热邪，故小便黄；舌暗红，苔薄白，脉弦细滑，均是湿热困脾之象。

治法：清热解毒，健脾利湿。

处方：

香附 15g，紫苏梗 15g，青皮 15g，柴胡 15g，甘草 8g，百合 12g，乌药 12g，当归 9g，白芍 30g，川芎 9g，白术 6g，茯苓 15g，鸡内金 15g，白豆蔻 12g，三七粉 2g，太子参 10g，黄芪 12g，山药 15g，扁豆 15g，砂仁 12g，薏苡仁 15g，升麻 12g，黄连 12g，白花蛇舌草 15g，半边莲 15g。

14 剂，1 日 1 剂，文火煎煮两次，每次 30 分钟，共取汁 300mL，分早晚饭前半小时温服。

按语：痞满病名首见于《伤寒论》。《黄帝内经》认为其病因是饮食不节、起居不适和寒气为患等，如《素问·太阴阳明论》说："饮食不节，起居不时者，阴受之……阴受之则入五脏……入五脏则䐜满闭塞。"本患者根据其临床表现，病情变化，辨证论治，随症加减，在其治疗过程中，以"浊毒"理论为依据，先后应用了疏肝理气、化湿醒脾、解毒化浊、健脾和胃、活血化瘀等治法。采用白花蛇舌草、半边莲等药"解毒抗炎""以毒攻毒"，治疗重点放在抗肠化和防止其进一步发展，以防癌变。现代药理学认为白花蛇舌草、半边莲等药能提高机体非特异性免疫力，并且大多具有抗肠化、抗异型增生、抗肿瘤作用，对防治慢性萎缩性胃炎癌变具有重大意义。经系统治疗，则毒除浊化，气行血畅，胃气和调，脾运复健，肝疏如常，使人体紊乱的内环境归于平衡。

医案二

患者：李某，男性，59岁，已婚。

初诊：2016年9月7日。

主诉：间断胃脘疼痛伴反酸1年，加重3个月。

现病史：患者1年前出现受凉后胃脘疼痛，间断口服香砂养胃丸等药物治疗，症状时轻时重。3个月前因饮食不适出现胃脘疼痛加重伴反酸，于河北省第二医院查电子胃镜示：慢性萎缩性胃炎。病理诊断：胃窦黏膜慢性炎症，伴腺体不典型增生及肠上皮化生各Ⅱ级。患者为求系统诊治来我院门诊就医。现主症：胃脘疼痛，反酸，晨起口干明显，无烧心，无恶心呕吐，纳可寐安，大便不成形，一日一行。舌暗红，苔薄黄腻，脉弦滑。

既往史：既往体健，否认肝炎、结核、伤寒等传染病史。否认手术、外伤、输血史。否认食物药物过敏史，预防接种史不详。

查体：发育正常，营养中等，心肺无异常，腹平软，未触及包块，剑突下压痛，肝脾未触及，无腹肌紧张及反跳痛，墨菲氏征阴性，麦氏点无压痛，肝区无叩痛，双肾区无叩击痛，肠鸣音正常存在，脊柱、四肢及神经系统未见异常。

辅助检查：2016年6月5日河北医科大学第二医院电子胃镜示：慢性萎缩性胃炎；病理诊断：胃窦黏膜慢性炎症，伴腺体不典型增生及肠上皮化生均为Ⅱ级。

中医诊断：胃脘痛（浊毒内蕴，胃络瘀阻）。

西医诊断：慢性萎缩性胃炎、腺体不典型增生及肠上皮化生各Ⅱ级。

治法：化浊解毒，活血通络。

方药：

延胡索15g，白芷12g，云苓15g，白芍20g，鸡内金15g，当归12g，瓜蒌15g，三七粉2g，半枝莲15g，半边莲15g，全蝎6g，白花蛇舌草15g。

7剂，1日1剂，文火煎煮两次，每次30分钟，共取汁300mL，分早晚饭前半小时温服。

二诊：2016 年 9 月 15 日，患者服药后胃脘部疼痛感减轻，仍有反酸，晨起口干明显，纳可寐安，大便不成形，一日一行。舌暗红，苔薄黄腻，脉弦滑。调方如下：

香附 15g，紫苏 15g，厚朴 12g，枳实 15g，瓜蒌 15g，清半夏 15g，黄连 15g，丹参 20g，焦槟榔 15g，炒莱菔子 15g，鸡内金 15g，三七粉 2g，全蝎 9g，白花蛇舌草 15g。

14 剂，1 日 1 剂，文火煎煮两次，每次 30 分钟，共取汁 300mL，分早晚饭前半小时温服。

按语："胃脘痛"之名最早记载于《黄帝内经》，并首先提出胃痛的发生与肝、脾有关。《兰室秘藏》首立"胃脘痛"一门，将胃脘痛的证候、病因病机和治法明确与心痛区分，使胃痛成为独立的病证。慢性萎缩性胃炎伴见异型增生和肠化，在临床上被称为"癌前病变"，多表现胃脘疼痛、脘腹胀闷、嗳气、嘈杂、反酸等症状。因脾主升清，胃主降浊，多种因素造成胃纳失职，脾运失常，升降失常，清气不升，浊气内阻，导致多种病症发生，而且本病病程较长，久虚不复。

医案三

患者：刘某，女性，39 岁，已婚。

初诊：2016 年 2 月 18 日。

主诉：间断胃脘胀痛 10 余年，加重 1 月余。

现病史：患者于 10 年前无明显诱因出现胃脘胀痛，未予重视。后病情时有反复，1 月前因情绪不畅出现胃脘胀痛症状加重，于我院查电子胃镜示：①胃多发息肉（已钳除）；②慢性萎缩性胃炎伴糜烂。胃镜病理示：①胃体考虑胃底腺息肉；②幽门黏膜中度慢性炎症，腺体轻度肠上皮化生。为求系统治疗，故来我院就诊。现主症：胃脘胀痛，以胀为主，无烧心反酸，无恶心呕吐，无明显口干口苦，纳可，寐可，大便一日一行，质可。舌暗红，苔黄腻，脉弦细。

既往史：平素健康状况一般，否认高血压、糖尿病、冠心病病史，否认肝炎及结核病史；否认药物及食物过敏史。

家族史：祖父患有胃癌。

查体：发育正常，营养中等，心肺无异常，腹平软，未触及包块，剑突下无压痛，肝脾未触及，无腹肌紧张及反跳痛，墨菲氏征阴性，麦氏点无压痛，肝区无叩痛，双肾区无叩击痛，肠鸣音正常存在，脊柱、四肢及神经系统未见异常。

辅助检查：2016 年 1 月 18 日在河北省中医院查电子胃镜示：①胃多发息肉（已钳除）；②慢性萎缩性胃炎伴糜烂。胃镜病理示：①胃体考虑胃底腺息肉；②幽门黏膜中度慢性炎症，腺体轻度肠上皮化生。

中医诊断：胃脘痛（浊毒内蕴、肝胃不和）。

西医诊断：①慢性萎缩性胃炎、腺体轻度肠上皮化生；②胃多发息肉（已钳除）。

治法：化浊解毒，理气和胃。

方药：

蒲黄9g，五灵脂15g，延胡索15g，白芷15g，蒲公英15g，砂仁9g，姜黄9g，清半夏12g，枳实12g，厚朴15g，绞股蓝9g，香附12g，紫苏12g，当归12g，白芍30g，百合15g，乌药12g，木香9g，香橼12g，佛手12g，甘松6g，炒莱菔子15g。

14剂，1日1剂，文火煎煮两次，每次30分钟，共取汁300mL，分早晚饭前半小时温服。

二诊：2016年3月3日。患者胃胀减轻，饭后明显，偶胃痛，肠鸣减少，纳可，寐可，大便一日2~3行，不成形。舌暗红，苔薄黄，脉弦细滑。调方如下：

百合12g，乌药12g，当归9g，白芍30g，川芎9g，白术6g，茯苓15g，鸡内金15g，豆蔻12g，三七粉2g，茵陈15g，黄连12g，紫苏12g，半枝莲15g，半边莲15g，全蝎6g，木香9g，延胡索12g，白芷12g，砂仁12g，香橼12g，厚朴12g，枳实12g，香附12g，佛手12g，甘松6g，炒莱菔子15g，白花蛇舌草15g。

14剂，1日1剂，文火煎煮两次，每次30分钟，共取汁300mL，分早晚饭前半小时温服。

医案四

患者：刘某，女性，51岁，已婚。

初诊：2015年11月16日。

主诉：间断胃脘胀满6年。

现病史：患者6年前无明显诱因出现食后胃脘胀满，伴胃脘烧灼感，早饱感，无嗳气、反酸，无恶心、呕吐，易生气。间断口服：莫沙必利及中医汤剂，症状缓解不明显，为求系统诊治，遂来我院就诊。现主症：胃脘胀满，食后症状明显，伴胃脘烧灼感，早饱感，无胃脘疼痛，无嗳气、反酸，无恶心、呕吐，易怒，纳欠佳，寐差，大便3~5日一行，排便不尽感，小便可。舌质红，苔黄腻。脉弦滑。

既往史：平素健康状况一般，否认高血压、糖尿病、冠心病病史，否认肝炎及结核病史；否认药物及食物过敏史。

家族史：母亲曾患乳腺癌。

查体：发育正常，营养中等，心肺无异常，腹平软，未触及包块，剑突下压痛，肝脾未触及，无腹肌紧张及反跳痛，墨菲氏征阴性，麦氏点无压痛，肝区无叩痛，双肾区无叩击痛，肠鸣音正常存在，脊柱、四肢及神经系统未见异常。

辅助检查：2015 年 10 月 29 日于石家庄市第一医院查胃镜诊断为：①萎缩性胃窦炎伴糜烂；②胃多发息肉。病理显示：胃黏膜轻度慢性炎症，伴轻度肠上皮化生。

中医诊断：胃痞病（浊毒内蕴，气滞血瘀）。

西医诊断：①慢性萎缩性胃炎伴糜烂、轻度肠上皮化生；②胃多发息肉。

治法：化浊解毒，行气活血。

方药：

半枝莲 15g，半边莲 15g，茵陈 15g，白花蛇舌草 15g，苦参 6g，板蓝根 15g，鸡骨草 10g，绞股蓝 6g，黄芩 12g，黄连 12g，厚朴 15g，枳实 15g，香附 15g，紫苏 15g，砂仁 15g，儿茶 9g，海螵蛸 20g，鸡内金 15g，合欢皮 15g，炒莱菔子 15g，延胡索 15g，全蝎 9g。

14 剂，1 日 1 剂，文火煎煮两次，每次 30 分钟，共取汁 300mL，分早晚饭前半小时温服。

二诊：2015 年 12 月 17 日。患者大便已解，1～2 日一行，质不成形，胃脘堵闷胀满减轻，烧心减轻，情志不畅，偶胃痛，烘热汗出，纳可，寐欠安，多梦，小便调，舌暗红，苔薄黄腻，脉弦细。调方如下：

香附 15g，紫苏梗 15g，青皮 15g，柴胡 15g，甘草 6g，半枝莲 15g，半边莲 15g，白花蛇舌草 15g，茵陈 15g，黄芩 10g，黄连 6g，苦参 6g，板蓝根 15g，鸡骨草 10g，绞股蓝 6g，藿香 9g，砂仁 12g，豆蔻 6g，瓜蒌 9g，木香 9g，炒莱菔子 15g，鸡内金 6g，三七粉 3g。

14 剂，1 日 1 剂，文火煎煮两次，每次 30 分钟，共取汁 300mL，分早晚饭前半小时温服。

三诊：2015 年 12 月 31 日。服药后胃脘胀痛减轻，纳增，寐可，大便质可，一日一行，小便调。舌质红，苔薄黄腻，脉弦细。调方如下：

黄芩 12g，黄连 12g，半枝莲 15g，半边莲 15g，姜黄 9g，清半夏 12g，枳实 12g，白花蛇舌草 15g，厚朴 15g，绞股蓝 9g，鸡骨草 10g，香附 12g，茵陈 15g，苦参 6g，板蓝根 15g，紫苏梗 9g，陈皮 9g，合欢皮 12g，藿香 9g，砂仁 9g，瓜蒌 12g，豆蔻 9g，木香 12g，炒莱菔子 12g。

14 剂，1 日 1 剂，文火煎煮两次，每次 30 分钟，共取汁 300mL，分早晚饭前半小时温服。

四诊：2016 年 3 月 3 日。近日患者饭后胃脘疼痛减少，纳可，寐安，大便质可，1～2 日一行。舌红，苔薄黄腻，脉弦细。调方如下：

姜黄 9g，清半夏 12g，枳实 12g，厚朴 15g，绞股蓝 9g，百合 12g，乌药 12g，当归 9g，白芍 30g，川芎 9g，白术 6g，茯苓 15g，鸡内金 15g，豆蔻 12g，三七粉 2g，延胡索 15g，白芷 9g，瓜蒌 30g，五灵脂 9g，茵陈 15g，黄连 12g，香附 12g，合欢皮 12g，藿香 9g，木香 6g，炒莱菔子 9g。

14 剂，1 日 1 剂，文火煎煮两次，每次 30 分钟，共取汁 300mL，分早晚饭前半小时温服。

医案五

患者：张某，男性，37 岁，已婚。

初诊：2015 年 1 月 4 日。

主诉：间断胃脘疼痛 6 月余，加重伴嗳气 1 个月。

现病史：患者于 6 个月前无明显诱因出现胃脘疼痛，偶有气窜感，嗳气，烧心反酸，未予重视，后病情加重，2014 年 10 月于我院查电子胃镜示：①贲门炎；②慢性萎缩性胃炎。病理结果显示：胃窦黏膜肠上皮化生。肝胆胰脾彩超示：肝、胆、胰、脾未见明显占位性病变。1 个月前因情绪不畅出现胃脘疼痛加重伴嗳气，现主症：胃脘疼痛，偶有气窜感，嗳气，烧心反酸，无恶心呕吐，纳可，食欲可，寐一般，大便 1～2 日一行，偏干。舌暗红，苔黄腻，脉弦滑。

既往史：平素健康状况一般，否认高血压、糖尿病、冠心病病史，否认肝炎及结核病史；否认药物及食物过敏史。

查体：发育正常，营养中等，心肺无异常，腹平软，未触及包块，剑突下压痛，肝脾未触及，无腹肌紧张及反跳痛，墨菲氏征阴性，麦氏点无压痛，肝区无叩痛，双肾区无叩击痛，肠鸣音正常存在，脊柱、四肢及神经系统未见异常。

辅助检查：2014 年 10 月于我院查电子胃镜示：①贲门炎；②慢性非萎缩性胃炎。病理结果显示：胃底黏膜肠上皮化生；肝胆胰脾彩超示：肝、胆、胰、脾未见明显占位性病变。

中医诊断：胃脘痛（肝郁气滞，湿热中阻）。

西医诊断：①慢性萎缩性胃炎、肠上皮化生；②贲门炎。

证候分析：肝郁气滞，横逆犯脾胃，气机逆乱，升降失职，故见胃脘胀气窜感、嗳气，不通则痛，故见胃脘疼痛；气郁化热，湿热内蕴则大便不畅；肝失条达，气逆犯胃则烧心、反酸；舌暗红，苔黄腻，脉弦滑均是气滞湿热中阻之象。

治法：疏肝行气，清热利湿。

方药：

石膏 30g，黄芩 9g，黄连 12g，栀子 9g，瓦楞子 15g，海螵蛸 15g，浙贝母 12g，牡蛎 20g，藿香 9g，茵陈 9g，儿茶 9g，青黛 9g，生地 9g，牡丹皮 9g，半夏 9g，枳实 12g，厚朴 9g，绞股蓝 9g，代赭石 9g，丁香 9g，炒莱菔子 12g。

14 剂，1 日 1 剂，文火煎煮两次，每次 30 分钟，共取汁 300mL，分早晚饭前半小时温服。

二诊：2015 年 2 月 1 日。患者胃脘疼痛，气窜感减轻，嗳气，反酸烧心减轻，纳可，寐可，大便一日一行，先干后软但成形。舌暗红，苔黄腻，脉弦滑。调方如下：

石膏 30g，黄芩 9g，黄连 12g，栀子 9g，瓦楞子 15g，海螵蛸 15g，浙贝母 12g，牡蛎 20g，姜黄 9g，清半夏 12g，枳实 12g，厚朴 15g，绞股蓝 9g，旋覆花 9g，代赭石 12g，炒莱菔子 15g，黄柏 9g，栀子 9g，藿香 9g，茵陈 9g，生地 9g，儿茶 9g，牡丹皮 9g。

14 剂，1 日 1 剂，文火煎煮两次，每次 30 分钟，共取汁 300mL，分早晚饭前半小时温服。

三诊：2015 年 2 月 15 日。患者偶有胃脘隐痛，纳可，寐可，大便一日一行。舌暗红，苔薄黄腻，左脉弦滑。调方如下：

姜黄 9g，清半夏 12g，枳实 12g，厚朴 15g，绞股蓝 9g，炒莱菔子 15g，生地 9g，牡丹皮 9g，石膏 30g，黄芩 9g，黄连 12g，栀子 9g，瓦楞子 15g，海螵蛸 15g，浙贝母 12g，牡蛎 20g，木香 9g，延胡索 9g，栀子 9g，藿香 9g，茵陈 9g，儿茶 9g，黄柏 9g，青黛 9g。

14 剂，1 日 1 剂，文火煎煮两次，每次 30 分钟，共取汁 300mL，分早晚饭前半小时温服。

四诊：2015 年 3 月 3 日。患者食后胃痛不明显，偶嗳气较前减轻，无烧心反酸，纳可，寐安，大便一日两行，质可。舌暗红，苔薄黄腻。调方如下：

香附 15g，紫苏梗 15g，青皮 15g，柴胡 15g，甘草 6g，炒莱菔子 15g，石膏 30g，黄芩 9g，黄连 12g，栀子 9g，瓦楞子 15g，海螵蛸 15g，浙贝母 12g，牡蛎 20g，厚朴 9g，木香 9g，延胡索 9g，黄柏 9g，栀子 9g，藿香 9g，茵陈 9g，生地 9g，牡丹皮 9g。

14 剂，1 日 1 剂，文火煎煮两次，每次 30 分钟，共取汁 300mL，分早晚饭前半小时温服。

按语：本患者肝郁气滞，横逆犯脾胃，气机逆乱，升降失职，脾胃失健，水津不布，水湿痰饮食积不化，日久蕴热成毒，气滞络阻，血不养经，胃失滋养，故而发病。在其治疗过程中，以"浊毒"理论为依据，先后采用了疏肝理气、化湿醒脾、解毒化浊、健脾和胃等治法，对防治慢性萎缩性胃炎癌变疗效显著。

医案六

患者：张某，男性，61岁，已婚。

初诊：2014年4月9日。

主诉：间断胃胀伴嗳气1年余。

现病史：患者1年前无明显诱因出现胃胀伴嗳气，间断口服中药汤剂，症状缓解不明显，遂来我院就诊。现主症见：胃胀，嗳气，无胃脘疼痛，无烧心反酸，无恶心呕吐，纳可，寐可，大便质可，小便可。舌质红，苔薄黄，脉弦滑。

既往史：平素健康状况一般，否认高血压、糖尿病、冠心病病史，否认肝炎及结核病史；否认药物及食物过敏史。

家族史：父亲曾患有食管癌。

查体：发育正常，营养中等，心肺无异常，腹平软，未触及包块，剑突下无压痛，肝脾未触及，无腹肌紧张及反跳痛，墨菲氏征阴性，麦氏点无压痛，肝区无叩痛，双肾区无叩击痛，肠鸣音正常存在，脊柱、四肢及神经系统未见异常。

辅助检查：2013年12月22日在河北医大第三医院查电子胃镜显示：慢性萎缩性胃炎。病理结果：胃窦轻度肠化及轻度非典型增生，胃角中度肠化。

中医诊断：胃痞病（浊毒内蕴，胃络瘀阻）。

西医诊断：慢性萎缩性胃炎、轻度非典型增生、中度肠化。

治法：化浊解毒，活血通络。

方药：

百合12g，乌药12g，当归9g，白芍30g，川芎9g，白术6g，茯苓15g，鸡内金15g，豆蔻12g，三七粉2g，半枝莲15g，白花蛇舌草15g，半边莲15g，茵陈15g，藿香15g，厚朴15g，黄芩10g，黄连3g，苦参6g，板蓝根15g，鸡骨草10g，绞股蓝6g，木香9g，焦三仙各9g，石榴皮12g，砂仁9g，藿香9g，枳实9g，半夏9g，香附9g，扁豆9g，全蝎9g，蜈蚣2g。

14剂，1日1剂，文火煎煮两次，每次30分钟，共取汁300mL，分早晚饭前半小时温服。

二诊：2014年4月19日。患者胃胀嗳气较前减轻，偶有夜间胃脘不适，寐可，纳可，大便可一日两行。舌暗红，苔薄黄，脉弦滑。调方如下：

百合12g，乌药12g，当归9g，白芍30g，川芎9g，白术6g，茯苓15g，鸡内金15g，豆蔻12g，三七粉2g，半枝莲15g，白花蛇舌草15g，半边莲15g，茵陈15g，藿香15g，厚朴15g，黄芩10g，黄连3g，苦参6g，板蓝根15g，鸡骨草10g，绞股蓝6g，丹参9g，厚朴9g，木香9g，焦三仙（各）9g，石榴皮15g，砂仁9g，半夏9g，香附 9g，扁豆 9g，全蝎 9g，蜈蚣 2g。

14 剂，1 日 1 剂，文火煎煮两次，每次 30 分钟，共取汁 300mL，分早晚饭前半小时温服。

三诊：2014 年 5 月 19 日。患者未述明显不适，寐可，纳可，大便可，一日两行。舌暗红，苔薄黄，脉弦滑。调方如下：

百合 12g，乌药 12g，当归 9g，白芍 30g，川芎 9g，白术 6g，茯苓 15g，鸡内金 15g，茵陈 15g，藿香 15g，厚朴 15g，白花蛇舌草 15g，半枝莲 15g，半边莲 15g，黄芩 10g，黄连 3g，苦参 6g，板蓝根 15g，鸡骨草 10g，绞股蓝 6g，牡丹皮 9g，枳实 15g，炒莱菔子 12g，木香 9g，半夏 9g，香附 9g，全蝎 9g，蜈蚣 2g。

14 剂，1 日 1 剂，文火煎煮两次，每次 30 分钟，共取汁 300mL，分早晚饭前半小时温服。

按语：本例患者为湿热内蕴，气滞血瘀。李佃贵教授根据多年的临床经验及对浊毒的潜心研究，采用化浊解毒法取得了满意的效果。方中用白花蛇舌草、半枝莲、半边莲、茵陈等化浊解毒，使浊毒之邪从大便而出。

医案七

患者：王某，女性，44 岁，已婚。

初诊：2014 年 3 月 12 日。

主诉：胃脘不适、怕冷 7 年，加重 1 个月。

现病史：患者 7 年前无明显诱因出现胃脘不适，怕冷，于当地多家医院就诊，未见好转，于 2010 年 5 月于西安市中心医院做胃镜诊断为：①慢性萎缩性胃炎；②十二指肠球部息肉。间断口服中药汤剂，症状时轻时重。1 个月前患者因饮食不节出现胃脘不适症状加重，怕冷，时有口苦口臭，纳少，大便干。为求系统诊治，遂来我院。现主症见：胃脘不适，怕冷，口苦口臭，时有嗳气，无明显胃脘疼痛，无恶心呕吐，纳少，怕冷，大便干，平素 4～5 日一行，小便调。舌暗红，苔黄腻，脉弦细。自发病来体重下降 10 余斤。

既往史：平素健康状况一般，否认高血压、糖尿病、冠心病病史，否认肝炎及结核病史；否认药物及食物过敏史。

查体：发育正常，营养中等，心肺无异常，腹平软，未触及包块，剑突下无压痛，肝脾未触及，无腹肌紧张及反跳痛，墨菲氏征阴性，麦氏点无压痛，肝区无叩痛，双肾区无叩击痛，肠鸣音正常存在，脊柱、四肢及神经系统未见异常，舌暗红，苔薄白，脉弦细滑。

辅助检查：2010 年 5 月于西安市中心医院做胃镜诊断为：①慢性萎缩性胃炎；

②十二指肠球部息肉。

中医诊断：胃痞病（浊毒内蕴，气滞血瘀）。

西医诊断：①慢性萎缩性胃炎；②十二指肠球部息肉。

治法：化浊解毒，行气活血。

方药：

半枝莲 15g，半边莲 15g，茵陈 15g，佩兰 12g，黄芩 12g，黄连 12g，藿香 15g，荷叶 15g，佛手 15g，砂仁 15g，荜茇 9g，白花蛇舌草 15g，肉桂 12g，百合 12g，乌药 12g，当归 9g，川芎 9g，三七粉 2g。

7 剂，1 日 1 剂，文火煎煮两次，每次 30 分钟，共取汁 300mL，分早晚饭前半小时温服。

二诊：2008 年 3 月 15 日。患者大便已解，口苦口臭及怕冷减轻，仍纳少，日食 1～2 两，寐安，小便调。舌暗红，苔黄腻，脉弦细。患者症状减轻，效不更方。

三诊：2014 年 3 月 19 日。药后症减，胃脘不适减轻，口苦口臭明显减轻，仍纳少，日食 1～2 两，寐可，大便干，一日一行，小便调，舌暗红，苔黄腻，脉弦细。调方如下：

黄芩 12g，黄连 12g，半枝莲 15g，半边莲 15g，佛手 15g，砂仁 15g，荜茇 9g，白花蛇舌草 15g，肉桂 12g，百合 12g，乌药 12g，当归 9g，川芎 9g，茵陈 15g，菟丝子 15g。

14 剂，1 日 1 剂，文火煎煮两次，每次 30 分钟，共取汁 300mL，分早晚饭前半小时温服。

四诊：2014 年 4 月 2 日。服药后口苦口臭消失，胃脘不适，怕冷减轻，纳增，寐可，大便干，三日一行，小便调。舌红，苔薄黄腻，脉弦细。调方如下：

黄芩 12g，黄连 12g，半枝莲 15g，半边莲 15g，佛手 15g，川朴 15g，百合 12g，乌药 12g，当归 9g，枳实 15g，川芎 9g，茵陈 15g，莱菔子 15g，白花蛇舌草 15g。

14 剂，1 日 1 剂，文火煎煮两次，每次 30 分钟，共取汁 300mL，分早晚饭前半小时温服。

按语：明清时期，张介宾在《景岳全书·痞满》中明确指出："痞者，痞塞不开之谓；满者，胀满不行之谓。盖满则近胀，而痞则不必胀也。"并指出："凡有邪有滞而痞者，实痞也；无物无滞而痞者，虚痞也。有胀有痛而满者，实满也；无胀无痛而满者，虚满也。实痞实满者，可消可散，虚痞虚满者，非大加温补不可。"这种虚实辨证对后世痞满诊治颇有指导意义。本例患者为浊毒内蕴，气滞血瘀。李佃贵教授根据多年的临床经验及对浊毒的潜心研究，采用化浊解毒法取得了满意的效果。

医案八

患者：张某，女性，42岁，已婚。

初诊：2016年8月10日。

主诉：间断胃脘胀满7个月，加重10天。

现病史：患者7个月前因胃脘胀满，嗳气，进食差，于我院查电子胃镜示：慢性萎缩性胃炎，间断口服中药汤剂，症状好转后停药。10天前患者因情绪不畅出现胃脘胀满加重，故来就诊。现主症：胃脘胀满，时有嗳气，偶有隐痛，食后加重，口干，无烧心反酸，无恶心呕吐，纳呆，大便干，2～3日一行。舌暗红，苔黄腻，脉弦滑。

既往史：平素健康状况一般，否认高血压、糖尿病、冠心病病史，否认肝炎及结核病史；否认药物及食物过敏史。

查体：发育正常，营养中等，心肺无异常，腹平软，未触及包块，剑突下压痛，肝脾未触及，无腹肌紧张及反跳痛，墨菲氏征阴性，麦氏点无压痛，肝区无叩痛，双肾区无叩击痛，肠鸣音正常存在，脊柱、四肢及神经系统未见异常。

辅助检查：2016年1月于我院查电子胃镜示：慢性萎缩性胃炎。病理诊断：（胃窦）黏膜慢性炎症，腺体肠上皮化生。

中医诊断：胃痞病（肝胃不和）。

西医诊断：慢性萎缩性胃炎伴肠上皮化生。

治法：疏肝理气，和胃降逆。

方药：

香附15g，苏梗15g，青皮15g，柴胡15g，甘草6g，姜黄9g，厚朴15g，枳实20g，清半夏12g，绞股蓝9g，莱菔子15g，槟榔12g，瓜蒌15g，芦荟0.5g。

7剂，1日1剂，文火煎煮两次，每次30分钟，共取汁300mL，分早晚饭前半小时温服。

二诊：药后患者胃脘胀满痞闷、隐痛缓解，现时有两胁隐痛、烧心、反酸，大便稀，一日一行，尿稍黄。舌红，苔薄黄，脉弦细。调方如下：

香附15g，苏梗15g，青皮15g，柴胡15g，甘草6g，姜黄9g，厚朴15g，枳实20g，清半夏12g，绞股蓝9g，瓜蒌15g，黄连15g，木香9g，砂仁9g，焦槟榔12g，白花蛇舌草15g，炒莱菔子15g，芦荟0.5g。

14剂，1日1剂，文火煎煮两次，每次30分钟，共取汁300mL，分早晚饭前半小时温服。

按语：患者初期以胃脘痞满为主要临床表现，中医辨证为肝气郁滞、气滞犯胃，故治疗上以疏肝理气、和胃降逆为主。经治疗，患者胃脘痞满明显好转，气机通畅。因本病主要病机为肝胃不和，此阶段治疗主要以养肝和胃为主。辨证治疗一个疗程后总体状态良好，但余症不清，中医辨证为浊毒内蕴，治疗以化浊解毒为主，经治疗患者症状明显好转，终由慢性浅表萎缩性胃炎伴有肠化，转变为慢性浅表性胃炎，肠化消失。

医案九

患者：冯某，女性，68岁，已婚。

初诊：2010年12月25日。

主诉：间断性胃脘隐痛4个月，加重7天。

现病史：患者4个月前因饮食不节出现胃脘隐痛，自服胃康灵、气滞胃痛颗粒等药物，效果欠佳，遂来我院就诊。现主症：胃脘隐痛，无规律，烧心，反酸，嗳气，无口干、口苦，纳差，寐可，大便可，一日一行。舌红，苔薄黄，脉弦滑。

既往史：平素健康状况一般，否认高血压、糖尿病、冠心病病史，否认肝炎及结核病史；否认药物及食物过敏史。

查体：发育正常，营养中等，心肺无异常，腹平软，未触及包块，剑突下无压痛，肝脾未触及，无腹肌紧张及反跳痛，墨菲氏征阴性，麦氏点无压痛，肝区无叩痛，双肾区无叩击痛，肠鸣音正常存在，脊柱、四肢及神经系统未见异常。

辅助检查：2010年12月14日在河北医大第三医院做电子胃镜检查诊断：慢性萎缩性胃炎伴多发糜烂。病理报告：窦小弯移行部重度萎缩性胃炎伴重度肠化、轻度异型增生，窦后壁移行部轻度慢浅炎症，体小弯灶性出血，表面上皮脱落。

中医诊断：胃脘痛（浊毒内蕴，肝胃不和）。

西医诊断：慢性萎缩性胃炎伴重度肠化、轻度异型增生。

治法：解毒化浊，养肝和胃。

方药：

百合15g，乌药9g，当归12g，川芎9g，白芍20g，茯苓15g，白术9g，砂仁15g，豆蔻15g，全蝎6g，瓜蒌15g，清半夏12g，内金15g，黄连12g，半枝莲15g，白花蛇舌草15g，三七粉2g。

14剂，1日1剂，文火煎煮两次，每次30分钟，共取汁300mL，分早晚饭前半小时温服。

二诊：2011年1月10日。患者胃脘隐痛较前好转，偶有烧心，纳呆，大便可，一日一行。舌红，苔薄黄，脉弦细滑。调方如下：

全蝎9g，炒莱菔子15g，焦槟榔15g，鸡内金15g，瓦楞子20g，延胡索15g，沙参12g，百合15g，黄连12g，乌药9g，当归12g，川芎9g，白芍20g，茯苓15g，白术9g，瓜蒌15g，清半夏12g，半枝莲15g，白花蛇舌草15g。

14剂，1日1剂，文火煎煮两次，每次30分钟，共取汁300mL，分早晚饭前半小时温服。

三诊：2011年2月3日。患者现胃脘部无明显不适，偶有烧灼感，口干不欲饮，纳可，大便可，一日一行。舌红，苔薄黄，脉弦滑。调方如下：

丹参15g，檀香9g，砂仁15g，木香9g，延胡索15g，当归12g，白芍20g，茯苓15g，白术9g，佛手12g，白芷9g，三棱12g，莪术9g，苍术12g，全蝎9g，薏苡仁20g，鸡内金15g，炒莱菔子15g。

14剂，1日1剂，文火煎煮两次，每次30分钟，共取汁300mL，分早晚饭前半小时温服。

按语：本患者经电子胃镜及病理活检确诊为重度萎缩性胃炎伴重度肠化生、轻度异型增生。经我院中医药系统治疗后，病理所见由萎缩、增生、肠化转为慢性炎症。中医认为其属"胃脘痛"范畴，一般认为其成因多由饮食所伤，情志不舒，导致肝胃不和，胃气失和，通降失职，浊邪内停；日久则脾失健运，水湿不化，郁而不解，蕴积成热，热壅血瘀而成毒，形成浊毒内壅之势。热毒伤阴，浊毒瘀阻胃络，导致胃体失去滋润，胃腺萎缩。故选择以疏肝理气，和胃降逆，解毒化浊之法，同时配合服用养血柔肝止痛的芍地和胃颗粒调治，胃脘部隐痛、烧心、嗳气等诸顽症逐渐减轻最后临床基本治愈。

医案十

患者：顾某，女性，60岁，已婚。

初诊：2015年5月3日。

主诉：胃脘胀痛7年余，加重伴烧心1个月。

现病史：患者于7年前无明显诱因出现胃脘胀痛，间断口服奥美拉唑、胃康胶囊及中药汤剂，症状时轻时重。1个月前因饮食不节出现胃脘胀痛症状加重，于河北省人民医院查电子胃镜示：贲门炎、慢性萎缩性胃炎、十二指肠球炎。病理显示：胃窦黏膜肠上皮化生。现主症：胃脘胀痛，时有烧灼感，遇冷加重，口干口苦，纳差，寐欠安，入睡困难，小便可，大便两日一行，便黏，排不尽感。舌红，苔黄腻，脉弦数。

既往史：平素健康状况一般，否认高血压、糖尿病、冠心病病史，否认肝炎及结核病史；否认药物及食物过敏史。

查体：发育正常，营养中等，心肺无异常，腹平软，未触及包块，剑突下压痛，肝脾未触及，无腹肌紧张及反跳痛，墨菲氏征阴性，麦氏点无压痛，肝区无叩痛，双肾区无叩击痛，肠鸣音正常存在，脊柱、四肢及神经系统未见异常。

辅助检查：电子胃镜示：贲门炎、慢性萎缩性胃炎、十二指肠球炎。病理示：胃窦黏膜肠上皮化生。

中医诊断：胃脘痛（气滞湿阻，肝郁胃热）。

西医诊断：贲门炎、慢性萎缩性胃炎肠上皮化生、十二指肠球炎。

治法：行气祛湿，疏肝清胃。

方药：

延胡索 15g，白芷 12g，砂仁 10g，炒麦芽 15g，甘松 12g，百合 15g，乌药 9g，半枝莲 15g，茯苓 15g，白术 9g，当归 12g，半边莲 15g，川芎 9g，白芍 30g，板蓝根 15g，茵陈 15g，黄连 12g，鸡骨草 15g，苦参 12g，黄芩 12g，绞股蓝 12g，枳实 12g，儿茶 10g，白花蛇舌草 15g。

30 剂，1 日 1 剂，文火煎煮两次，每次 30 分钟，共取汁 300mL，分早晚饭前半小时温服。

二诊：2015 年 6 月 7 日。患者胃脘仍胀痛，烧灼感减轻，口干口苦，纳差，寐欠安，入睡困难，小便可，大便两日一行，便黏，排不尽感。舌红，苔少，脉弦数。调方如下：

延胡索 15g，白芷 12g，炒麦芽 15g，甘松 12g，厚朴 15g，枳实 12g，半枝莲 15g，半夏 12g，香附 15g，绞股蓝 12g，半边莲 15g，姜黄 9g，紫苏 15g，板蓝根 15g，炒莱菔子 15g，茵陈 15g，黄连 12g，鸡骨草 15g，黄芩 12g，白花蛇舌草 15g。

20 剂，1 日 1 剂，文火煎煮两次，每次 30 分钟，共取汁 300mL，分早晚饭前半小时温服。

三诊：2015 年 6 月 30 日。患者胃脘胀痛及烧灼感减轻，口干口苦，纳差，寐欠安，小便可，大便一日两行，便黏，排不尽感。舌红，苔少，脉弦数。调方如下：

延胡索 15g，白芷 12g，生地 15g，炒麦芽 15g，甘松 12g，厚朴 15g，枳实 12g，半枝莲 15g，半夏 12g，姜黄 9g，苦参 12g，半边莲 15g，紫苏 15g，儿茶 10g，绞股蓝 12g，板蓝根 15g，茵陈 15g，黄连 12g，鸡骨草 15g，黄芩 12g，合欢皮 12g，海螵蛸 15g，牡丹皮 12g，白花蛇舌草 15g。

20 剂，1 日 1 剂，文火煎煮两次，每次 30 分钟，共取汁 300mL，分早晚饭前半小时温服。

按语：本患者西医诊断较为复杂，然从中医角度不外乎内外虚实四个方面。李佃贵教授紧紧把握住"气滞湿阻""肝郁胃热"之病机，采用"行气祛湿，疏肝清胃"的治法，随证加减，使患者病情逐渐好转。

附　录

李佃贵教授小传

李佃贵，男，汉族，中共党员，河北省蔚县人，1950年8月出生，教授、主任医师、博士生导师。

自幼学习成绩优异，目睹乡邻因病致贫、有病不能医治等种种苦楚，立志学医。师从当地名老中医李思琴老先生，在家乡蔚县南留庄公社卫生所从医。1970年到河北新医大（现河北医科大学）中医系学习。毕业后先后在河北医科大学第三医院、河北职工医学院、河北省中医院工作。勤于临床，善于思考，经过多年的临床实践和基础研究，发现"浊毒"是慢性萎缩性胃炎的主要病机之一，并以此为基础，创造性地提出"浊毒理论"，丰富和发展了中医学病因病机理论体系。并将"浊毒理论"广泛用于内科多种疾病如慢性肝病、溃疡性结肠炎、心脑血管病、肾炎肾病、尿毒症、风湿免疫病等的治疗，均取得明显疗效。

历任河北医科大学党委副书记、副校长（正校级）兼河北省中医院院长、河北省中医药研究院院长。现为河北省中医院名誉院长、河北省胃肠病研究所所长。国家临床重点专科（脾胃病科）主任，国家中医药管理局浊毒证（慢性胃炎）重点研究室主任，国家中医药管理局重点专科（脾胃病科）、重点学科（中医脾胃病学）主任。全国劳动模范，享受国务院政府特殊津贴，全国第三、四、五批名老中医药专家学术经验继承工作指导老师，全国高校设置评议委员会专家，省管优秀专家，省突出贡献专家，河北省首届十二大名中医。

现为中华中医药学会常务理事兼李时珍研究分会主任委员，中华中医药学会脾胃病分会副主任委员，河北省中西医结合学会会长，河北省中医药学会副会长，河北省医学会副会长，河北省医师协会顾问。

李佃贵教授成才之路

李佃贵教授出生于河北省蔚县涧岔村，自小学到中学，各门成绩均名列前茅。1966年面临高考之际，却赶上史无前例的"文革"，经由医学院校正规培训，悬壶济世的愿望成为梦想。此时恰逢县里举办中医培训班，李佃贵教授报名参加，经过一年培训，以优异的成绩毕业。后师从于当地名老中医李思琴老先生，在蔚县南留庄公社卫生所行医，他跟随李思琴老先生走村串户出诊看病，学到了很多宝贵的第一手临床经验。1969年冬天的一个夜晚，李教授正在卫生所值班，一位农民急匆匆赶来，说12岁的女儿肚子疼痛不止。李佃贵教授独自出诊，仔细询问病史，查看患者症状，诊断为胆道蛔虫症，开了乌梅汤煎服后，蛔虫从胆道退出，然后再服用噻嘧啶，很快治好了孩子的病。此事传扬出去，他一下子成了当地的小名医。

1970年秋天，李佃贵教授的求学梦想终于成真。他因成绩优秀，被推荐到河北新医大（现河北医科大学）中医系学习。在校三年，他系统学习了《黄帝内经》《伤寒论》《温病条辨》《金匮要略》《脾胃论》等中医经典医籍，打下了扎实的基本功，对其中的经典条文至今仍朗朗上口。他把学到的中医内科学、外科学、儿科学、妇科学等基础理论知识，联系以往的临床实践，加以验证，使自己的中医理论及临床水平得到了巨大的提高，成为同学中的佼佼者。在天津中医学院附属医院临床实习期间，他潜心向名老中医学习并大胆实践，到宁河县医院实习的时候，有幸遇到很多中医前辈，通过各位老师的言传身教，使他获益匪浅。

毕业后，李佃贵教授先后在河北医科大学第三医院、河北职工医学院、河北省中医院工作，以脾胃及肝胆疾病为主要治疗方向。临证中，李教授发现慢性萎缩性胃炎与胃癌关系密切，而西医对此病缺乏有效的治疗方法。李教授以"化浊解毒"法治疗慢性萎缩性胃炎，疗效显著，从而打破了"胃癌前病变不可逆转"的说法，为治疗慢性萎缩性胃炎癌前病变开辟了一条崭新的思路。其疗效显著，吸引了大量来自全国各地及海外的患者慕名就诊。李教授成功逆转胃癌前病变的事迹曾多次被中央电视台《健康之路》《中华医药》《健康报》《中国中医药报》《中国医药报》《光明日报》《中国科技报》等多家国家级媒体报道。

李佃贵教授以慢性萎缩性胃炎浊毒证的研究为基础，结合中医经典理论，创造性地提出了病因病机学说——"浊毒理论"。由他创立的浊毒理论虽然最初是从脾胃病治疗的研究中总结而来，但近年来已广泛应用于临床实践。截至目前，以"浊毒理论"为指导的临床报道多达数百篇，涉及多学科多系统四十余种疾病，均取得明显疗效，得到了广大同仁的认可。

由李教授带领的学术团队先后成立了国家中医药管理局浊毒证（慢性胃炎）重点研究室、国家临床重点专科、国家中医药管理局重点专科、重点学科及河北省重点实验室，成为研究"浊毒理论"的重要基地。

李佃贵教授的人品与修养

作为一名博士生导师，李佃贵教授注重通过实践操作和启发思维来达到教学目的。在治学育人方面强调医德、医术并重，他对学生的四条基本要求是："讲医德，读经典，重临床，练好字。"他常说作为一名医务工作者，医德应该放在第一位，没有普救天下苍生的崇高医德，技术再精湛也称不上是好医生。他是这么说的，同时也是这么做的。由于李教授的医术得到了广大患者的认可，全国各地甚至一些海外的患者都慕名来求诊。李教授每日专家门诊限定25个号，但为了最大程度为患者解除病痛，每次门诊都加号到70多个患者，吃不上午饭、下午两点下班是常事。李教授还要求学生不仅要认真学习经典著作，背诵经典原文，更要搞懂搞透。在精心研读中医经典著作的基础上，更要重视临床。他常说中医的重心应该在临床，"熟读王叔和，不如临证多"，疗效才是中医的生命。

李教授认为写一手好字对中医医生来说其意义更加重要，这是对患者的尊重，是对生命的敬畏。他要求学生每天抽出一个小时的时间练写正楷字，抄方必须要工整清楚。名师出高徒，在李教授的严格要求下，先后培养出20名博士研究生和70多名硕士研究生，9名全国高徒及4名省内高徒，7名全国优秀临床人才，为中医人才队伍的培养做出了巨大的贡献。主编著作30余部，包括《中医学》《中医内科学》《中西医内科学》《中医学习指导》《中医护理学》等11部全国高等医药院校教材，其中融入了他大量的临床实践和体会，其科学性、启发性和临床实用性，受到师生一致好评。

李佃贵教授学术渊源

李佃贵教授学医之初，治病多用经方，后全面学习中医理论与临床各科诊疗知识，系统掌握西医理论与技术，视野大开，诊疗思路亦趋灵活。自河北新医大（今河北医科大学）中医系毕业后，主要从事脾胃病及肝胆病的临床诊疗。慢性萎缩性胃炎与胃癌关系密切，若伴有中、重度不典型增生或中、重度不完全结肠肠化，则视为癌前病变，其癌变率可达 1.9%～5.4%。李教授在诊断本病方面，采用整体辨证结合胃镜及病理检查结果的微观辨证辨病，更全面、深入地了解慢性萎缩性胃炎的病因病机。经过多年的临床探索，发现"浊毒"是慢性萎缩性胃炎的主要病因病机，以"化浊解毒"法治疗慢性萎缩性胃炎，可以逆转肠化和异型增生，截断癌前病变。经数万例临床病例的实践，疗效显著。李佃贵教授以此为基础，结合中医经典理论，认为"浊毒"既是病理产物，也是致病因素。创造性地提出了病因病机学说——"浊毒理论"。

一、源于《黄帝内经》

《黄帝内经》奠定了"浊毒学说"的理论基础。在《黄帝内经》中的"浊"多与"清"相对而言。"浊"作为生命活动过程中的生理代谢物质有两种含义：一是指饮食精微中质地较为稠厚的部分。如《素问·阴阳应象大论》中"清阳发腠理，浊阴走五脏"，《素问·经脉别论》中"食气入胃，浊气归心，淫精于脉"；二是指饮食代谢过程中及代谢后的残秽之物（呼出的浊气和排出的二便等）。即《素问·阴阳应象大论》中的"清气在下，则生飧泄；浊气在上，则生䐜胀"，"清阳出上窍，浊阴出下窍"。

审清浊是《黄帝内经》提出诊断疾病的要点之一。《黄帝内经·素问·阴阳应象大论》谓："善诊者，察色按脉，先别阴阳，审清浊而知部分。"审清浊对于辨别病因、病性、病位，以及指导诊断治疗等具有提纲挈领的意义。

《素问·五常政大论》指出："寒热燥湿，不同其化也……化淳则咸守，气专则辛化而俱治。"认为六淫太过可化为"毒"，寒、湿、热、燥，过盛可化为"寒毒""湿毒""热毒""燥毒"，作用于人体引发病症或使病情加重。王冰注曰："夫毒者，皆五行标盛暴烈之气所为也。"指出"毒"标盛暴烈的特性。

二、继承于《伤寒杂病论》

《金匮要略》把毒邪分为"阳毒"和"阴毒"。提出"阳毒之为病，面赤斑斑如锦纹，咽喉痛，唾脓血。五日可治，七日不可治，升麻鳖甲汤主之"，"阴毒之为病，面目青，身痛如被杖，咽喉痛。五日可治，七日不可治。升麻鳖甲汤去雄黄蜀椒主之"，对浊毒治疗具有指导意义。

《伤寒杂病论》对浊毒认识逐渐深入。其在论浊时指出："清邪居上，浊邪居下，大邪中表，小邪中里，馨饪之邪，从口入者，宿食也。"《伤寒杂病论·平脉法第一》中提到浊邪致病的病因病机时说："寸口脉，阴阳俱紧者，法当清邪中于上焦，浊邪中于下焦。清邪中于上，名曰洁也；浊邪中于下，名曰浑也。阴中于邪，必内慄也。表气虚微，里气不守，故使邪中于阴也。阳中于邪，必发热、头痛、项强、颈挛、腰痛、胫酸。所谓阳中雾露之气，故曰清邪中上、浊邪中下，阴气为慄，足膝逆冷，便溺妄出，表气微虚，里气微急，三焦相溷，内外不通。上焦怫郁，脏气相薰，口烂食断也；中焦不治，胃气上冲，脾气不转，胃中为浊，荣卫不通，血凝不流。"

《伤寒杂病论》提出毒邪治法："内毒，宜升之，令其外出也。"《伤寒杂病论·平脉法第二》提出了误治可能的转归："误攻则内陷，内陷则死。""产后脉洪数，按之弦急，此为浊未下。若浊已下，而脉如故者，此为魂脱，为难治。"为治疗浊毒提供了临床参考依据。

三、法遵吴鞠通

吴鞠通《温病条辨》提出"温毒者，秽浊也。温毒者，诸温夹毒，秽浊太甚也"，认为温毒为诸温夹毒，属于秽浊太甚。并提出湿久导致浊凝的病机改变："湿伤气者，肺主天气，脾主地气，俱属太阴湿土，湿气太过，反伤本脏化气，湿久浊凝，至于下焦，气不惟伤而且阻矣。"在具体治疗方法上提出败毒、拔毒、以毒攻毒、解毒、化毒、芳香化浊等化浊解毒的治法。"盖肺病治法微苦则降，过苦反过病所，辛凉所以清热，芳香所以败毒而化浊也。"

吴鞠通依据病位、病势不同，灵活应用化浊、导浊、驱浊之法，并设化浊解毒方药。"按此证由上焦而来，其机尚浅，故用蒌皮、桔梗、枳壳，微苦微辛开上，山栀轻浮微苦清热，香豉、郁金、降香，化中上之秽浊而开郁"，"以藿香化浊，厚朴、广皮、茯苓、大腹泻湿满。半夏辛平而主寒热。蚕沙化浊道中清气"，若"湿温久羁，三焦弥漫，神昏窍阻，少腹硬满，大便不下，宣清导浊汤主之"，"浊湿久留，下注于肛，气闭肛门坠痛，胃不喜食，舌苔腐白，术附汤主之"。

他提出的以毒攻毒、以浊攻浊治法用于临床疑难杂病的治疗。"此方妙在刚燥药中加芳香透络，蟾乃土之精，上应月魄，物之浊而灵者，其酥入络，以毒攻毒，而方又有所监制，故应手取效耳"，"此方妙在以浊攻浊……故能摩荡浊阴之邪，仍出下窍"。

四、术学李东垣

李东垣在《脾胃论》中提出"内伤脾胃，百病由生"的论点，认为内伤病的形成是气不足的结果，而气之所以不足，是由脾胃损伤所致。他认为内在的元气是人身最重要的健康因素，元气的产生全在脾胃；如果没有脾胃虚弱的内在因素，则虽有外邪，也不能侵入人体而发病。所以东垣说脾胃既伤，则气血化生乏源，元气亦不能充，而诸病之所由生也。强调了脾胃在内伤疾病发病过程中的重要性。

五脏有病，皆从脾胃。根据脏腑之间五行相生相克关系，从脏腑相关学说阐发脾胃对其他脏腑发病的病机和治疗的意义。在《脾胃论·脾胃盛衰论》中以脾胃虚弱为中心概括了脾胃与心、肺、肝、肾相关的发病机制。心火衰微不生脾土和心火亢盛反伤脾土而产生心之脾胃病，脾土累及肺金而产生肺之脾胃病；肝木克伐脾土而产生肝之脾胃病；肾水反侮脾土，产生肾之脾胃病。心、肝、肺、肾四脏为病，皆从脾胃而生。

李东垣"五脏有病，皆从脾胃"的理论，是李教授通过调理脾胃治疗其他脏腑病的理论依据。

五、成于实践

浊毒理论的现实基础：①首先是饮食结构的改变。如今，高糖、高脂饮食，使以肥胖、"三高""三病"为主体的"代谢综合征"发病率逐年上升。其病因为"脂浊""血浊"等浊毒为害。②其次是情志致病，当今社会，生活、工作节奏加快，很多人身心俱疲。中医认为肝主气机，畅达情志，若人情志不舒，则肝失疏泄，气机不畅，人体的气血津液就会发生紊乱，使清者不清，产生许多危害人体健康的不干净的物质，即"浊毒"。③不良的生活方式对人体也会造成危害，如吸烟、酗酒都会在人体内产生许多浊毒物质，危害人体；久坐不行，会使人体气血不畅，代谢失调，变生浊毒，引起各种身心疾病。

浊毒的演变过程可以分为脾不散精、血浊内生，由浊致毒、浊毒内蕴和浊毒兼杂顽痰瘀血三个过程；浊毒的生成是由于脾气虚弱，运化失司，饮食精微不能正常转输布散，滞留蓄积脉道而为浊（糖浊、脂浊、蛋白浊、微量元素浊）。浊在脉道蓄积过量，由营养物质转变为有害的多余产物，而成为浊邪。浊邪导致的疾病而为浊病（血浊病）。在浊邪的基础上，痰和瘀血进一步生成和演化，浊邪在脉道蓄积过多，不能及时有效地减少和排出，浊邪则转化为浊毒。

"浊毒理论"所说的浊毒有狭义和广义之分，狭义的浊毒多由脾胃运化失司，水液代谢失常，聚湿生浊，浊邪内蕴，入气入血，化生浊毒，周流全身，以致阴阳失调，百病丛生。它既是致病因素，又是病理产物。而广义的浊毒则泛指一切对人体有害，可引发疾病或加重病情的物质。浊毒病邪胶结作用于人体，导致人体细胞、组织和器官的浊化，即其致病过程；浊化的结果导致细胞、组织和器官的浊变，即形态结构的改变，包括现代病理学中的肥大、增生、萎缩、化生和癌变，以及炎症、变性、凋亡和坏死等变化。浊变的结果是毒害细胞、组织和器官，使之代谢和功能失常，乃至功能衰竭。

《黄帝内经》《伤寒杂病论》《脾胃论》《温病条辨》一脉相承，其中对浊毒及其治法的记载，是李佃贵教授"浊毒理论"学术思想形成的理论基础。临床实践的锤炼，与学术思想结合求变的辨证思想是李教授临床经验形成的实践本源。